荣 获

◎ 第七届统战系统出版社优秀图书奖

◎ 入选原国家新闻出版广电总局、全国老龄工作委员会 办公室首届向全国老年人推荐优秀出版物名单

◎ 入选全国图书馆 2013 年度好书推选名单

◎ 入选农家书屋重点出版物推荐目录（2015年、2016年）

颈椎病

名医与您谈疾病丛书

学术顾问◎钟南山　陈灏珠　郭应禄　王陇德

　　　　　葛均波　张雁灵　陆林

总　主　编◎吴少祯

执行总主编◎夏术阶　李广智

顾　　　问◎贾连顺

名誉主编◎吴　毅

主　　　编◎杨庆铭　史国栋　梁　裕　李广智

中国健康传媒集团

中国医药科技出版社

内 容 提 要

本书由骨科专家联手精心编撰。重点介绍颈椎病的一般常识、病因、症状、诊断与鉴别诊断、治疗和预防保健。全书内容丰富、详尽、实用,不但适合颈椎病患者和家属阅读,也可供专科医务人员参考。

图书在版编目(CIP)数据

颈椎病 / 杨庆铭等主编 . —北京:中国医药科技出版社,2021.1
(名医与您谈疾病丛书)
ISBN 978-7-5214-2052-4

Ⅰ.①颈… Ⅱ.①杨… Ⅲ.①颈椎 – 脊椎病 – 防治 – 问题解答 Ⅳ.① R681.5-44

中国版本图书馆 CIP 数据核字(2020)第 192409 号

美术编辑 陈君杞
版式设计 南博文化

出版 **中国健康传媒集团** | 中国医药科技出版社
地址 北京市海淀区文慧园北路甲 22 号
邮编 100082
电话 发行:010-62227427 邮购:010-62236938
网址 www.cmstp.com
规格 710×1000mm $^1/_{16}$
印张 11
字数 153 千字
版次 2021 年 1 月第 1 版
印次 2021 年 8 月第 2 次印刷
印刷 三河市万龙印装有限公司
经销 全国各地新华书店
书号 ISBN 978-7-5214-2052-4
定价 **35.00 元**

获取新书信息、投稿、为图书纠错,请扫码联系我们。

《颈椎病》
编委会

出版者的话

党的十八大以来，以习近平同志为核心的党中央把"健康中国"上升为国家战略。十九大报告明确提出"实施健康中国战略"，把人民健康放在优先发展的战略地位，并连续出台了多个文件和方案，《"健康中国2030"规划纲要》中就明确提出，要加大健康教育力度，普及健康科学知识，提高全民健康素养。而提高全民健康素养，有效防治疾病，有赖于知识先导策略，《名医与您谈疾病丛书》的再版，顺应时代潮流，切合民众需求，是响应和践行国家健康发展战略——普及健康科普知识的一次有益尝试，也是健康事业发展中社会治理"大处方"中的一张有效"小处方"。

本次出版是丛书的第三版，丛书前两版出版后，受到广大读者的热烈欢迎，并获得多项省部级奖项。随着新技术的不断发展，许多观念也在不断更新，丛书有必要与时俱进地更新完善。本次修订，精选了44种常见慢性病（有些属于新增病种），病种涉及神经系统疾病、呼吸系统疾病、消化系统疾病、心血管系统疾病、内分泌系统疾病、泌尿系统疾病、皮肤病、风湿类疾病、口腔疾病、精神心理疾病、妇科疾病和男科疾病等，分别从疾病常识、病因、症状表现、诊断与鉴别诊断、治疗和预防保健等方面，进行全方位的解读；写作形式上采用老百姓最喜欢的问答形式，活泼轻松，直击老百姓最关心的健康问题，全面关注患者的需求和疑问；既适用于患者及其家属全面了解疾病，也可供医务工作者向患者介绍病情和相关防治措施。

　　本丛书的编者队伍专业权威,主编都长期活跃在临床一线,其中不乏学科带头人等重量级名家担任主编,七位医学院士及专家(钟南山、陈灏珠、郭应禄、王陇德、葛均波、陆林、张雁灵)担任丛书的学术顾问,确保丛书内容的权威性、专业性和前沿性。本丛书的出版不仅是全体患者的福音,更是推动健康教育事业的有力举措。

　　本丛书立足于对疾病和健康知识的宣传、普及和推广工作,目的是使老百姓全面了解和掌握预防疾病、科学生活的相关知识和技能,希望丛书的出版对于提升全民健康素养,有效防治疾病,起到积极的推动作用。

中国医药科技出版社

2020年6月

前言

2020年10月16日是世界脊柱日，人民网、生命时报等主流媒体报道：我国中老年人群中97%患有脊柱疾病，近年来又呈现出年轻化的趋势，在40岁以下的人群中，40%以上的人脊柱有各种疾病。

"你的脖子能后仰几分钟？"专家经常这样问前来看颈椎病的患者。结果，大部分人不到30秒就坚持不住了，脖子肩膀酸麻甚至疼痛。"你每天低头多少小时？"一算吓一跳，除去睡觉的8小时，低头看手机，低头干家务，低头看电脑，许多人起码有10个小时。所以呵护脊柱健康，要从细节做起！

2020年5月21日"世界脊柱健康日"之际，WHO和中国脊柱外科临床医学中心、上海市伤骨科研究所惊爆了一组数据：我国60岁以上的中老年人群中有90%患有脊柱疾病，在40岁以下的人群中，也有40%以上患有不同程度的脊柱疾患，而且脊柱疾病发病率逐年上升并呈年轻化趋势。专家还援引了2018年出版的《1990~2016年中国及省级行政区疾病负担报告》：据《1990~2016年中国及省级行政区疾病负担报告》显示，影响我国居民生命质量的首位疾病是"低背部、颈部疼痛"，这一调研结果估计令人难以置信。

世界卫生组织（WHO）在21世纪初所作的统计显示，颈椎病在全球十大顽症中排名第二，仅次于心脑血管疾病。在全球60多亿人口中，颈椎病患者高达9亿多人。美国每年因颈椎病造成的经济损失高达50亿美元。据日本九大医院统计，颈椎病占骨科门诊量的11%和神经科门诊量的9%，均为门诊诸病之首。在我国，随着人均寿命的延长，颈椎病的发病率也逐年升高。据报道，我国颈椎病的发病率为17.3%，全国有2亿多患者，每年用于颈椎病治疗的费用高达5亿多人民币。

令人担忧的是，颈椎病的发病率还在节节攀升，并且日趋低龄化。它曾是老年人疾病，现在不仅在中年人中蔓延（目前已高达59.1%），而且正在走向孩子！2007年5月，《解放日报》公布了一组数据：长征医院对全国近300名颈椎病患者进行的一项调查结果显示，30岁以下患者所占的比例比30~39岁的患者高出2.5%。20年来，颈椎病的高发年龄从55岁一路跌至39岁，颈椎病不再是老年人的"专利"。在一项有2000人参加的调查中发现，中小学生的颈椎病在1996年的发病率为8.7%，在2000年底已达12%，2009年3月统计数据已高达13.6%！截至2020年5月21日，中小学生的颈椎病发病率正在逼近20%。

"十个上班族，九个颈椎病""颈椎病正影响每一个家庭"……

可以告慰的是，颈椎病是可防可治的。

为了让众多颈椎病患者摆脱疾病折磨，广大医务工作者，特别是脊柱外科、运动康复医学专业人员针对该疾病进行了大量医学研究和医疗实践，让众多患者重新焕发出生命活力。中国脊柱外科临床医学中心主任贾连顺、上海伤骨科研究所名誉所长杨庆铭、长征医院脊柱外科专家史国栋、瑞金医院骨科教授梁裕等10多位专家共同编撰了《颈椎病》，从颈椎病病因、症状、诊断、治疗和预防保健等方面予以介绍，不仅能引导从事该专业领域的同道进行学术交流、磋商，对该疾病诊断及治疗重点、难点进行探讨，而且对踏入该专业领域的后起之秀的成长也是极好的学术指导，更是广大患者的福音。

本书的出版，得到中国医药科技出版社的大力支持，特表衷心感谢。

上海交大医学院瑞金医院骨科　杨庆铭

WHO-上海骨关节健康教育基地专家委员会委员兼秘书长（前）

中国科普作家协会会员　李广智

2020年7月

目录

常识篇

病 因 篇

症 状 篇

诊断与鉴别诊断篇

治 疗 篇

非手术疗法

手术治疗

预防保健篇

常 识 篇

什么叫颈椎病？

颈椎病是颈椎间盘退变，接着可能出现以下的改变，如颈椎不稳、松动，髓核突出或脱出，骨刺形成，韧带肥厚和继发的椎管狭窄，等等，刺激或压迫了邻近的神经根、脊髓、椎动脉及颈部交感神经等组织，并引起各种各样症状和体征的综合征。本病也常被人们称为"颈椎骨关节病""颈椎综合征"等。

颈椎退变只是颈椎病的基础，不能等同于颈椎病。颈椎病属于退行性改变的疾病，但又与多种因素有密切关系。颈椎病起源于颈椎间盘的退变，颈椎间盘的退变本身可以出现许多症状和体征，加之并发椎管狭窄，有可能早期出现症状，也可能暂时无症状，但遇到诱因后，则出现较明显的症状。

大多数患者在颈椎退变的基础上产生一系列继发性改变。这包括器质性改变和动力性异常，器质性改变有髓核突出和脱出、韧带骨膜下血肿、骨刺形成和继发性椎管狭窄等；动力性改变包括颈椎不稳，如椎间松动、错位，颈椎曲度增加。这些病理生理和病理解剖的改变，构成了颈椎病的实质。然而，临床上并未将颈椎退变和颈椎病简单地划等号，在门诊经常发现有些患者颈椎骨性退变很严重，但并无症状或仅有轻微症状。因此，颈椎病的诊断除有病理基础外，还需包括一系列由此而引起的临床表现，以有别于其他相似的疾患。

颈椎病的历史和现状如何？

人类对颈椎病的认识也经历了一个漫长的历史过程。中医学关于痹证、痿证、头痛、眩晕、项强、颈肩痛等方面的论述，是对颈椎病病理、症状及治疗方面的认识，《黄帝内经》中提到"风、寒、湿三气杂至合而为痹也"，《素问·痹论》根据症状部位又将痹证分为筋痹、骨痹、脉痹、肌痹和皮痹，并提出"兼和营、活血而通阳"的治疗方法。

西医学对颈椎病的认识早期也很模糊，常与神经科疾患相混淆。1948年 Brain 及 Bull 等首先将骨质增生、颈椎间盘退行性改变及其所引起的临床症状综合起来称为颈椎病。他们还注意到，神经根的受压，既有骨性因素，也有软组织因素。1951年 Frykholm 对颈椎间盘的退变进行了较为详尽的描述。1953年 Brain 等将颈椎病初步分为脊髓病及神经根病两型。1962年 Smith-Robinson 首次报道颈椎前路椎体融合术的远期效果，该方法虽有疗效，但由于不敢切除直接压迫脊髓的骨性致压物，难以获得显效。上海长征医院利用徐氏环锯开展以切除骨刺为目的的颈前路扩大减压植骨融合术，获得显著疗效。

调查证明，如果50岁左右的人群中有25%的人患过或正患颈椎病，那么到了60岁则可达50%，而70岁以后则更高，可见这种以退行性变为基础的疾患必然随着年龄的递增而成倍增加。由于 CT、磁共振成像等影像学技术的发展，对颈椎病的认识日益加深，使得颈椎病的诊断、手术指征的确立、术前评估以及预后判断均提高到一个新的水平。

颈椎为何容易退变？

颈椎结构特点使颈椎容易退变。颈椎位于头部、肩胛部之间，是脊柱椎骨中体积最小，但灵活性最大、活动频率最高、负重较大的节段，由于承受各种负荷、劳损，甚至外伤，所以极易发生退变。颈部7个颈椎椎骨附近有重要的组织，如脊髓神经根和椎动脉等，每个颈椎之间有椎间盘、韧带、肌肉连结三者。大约30岁之后，颈椎间盘就开始逐渐退化，含水量减少，并伴随年龄增长而更为明显，且诱发或促使颈椎其他部位组织退变。颈椎间盘和颈椎骨老化之后，产生颈椎骨赘增生（颈椎肥大），当颈椎肥大影响神经根、脊髓或椎动脉时，即可产生颈肩酸胀痛、上肢放射性麻痛、眩晕和头痛，甚至出现四肢麻痛、功能障碍等临床症状。这种由颈椎肥大之后引起的疾病称为颈椎病。但是感染、肿瘤、炎症等引起颈椎结核、颈椎间盘炎、颈椎细菌性感染、颈椎肿瘤等均不属于颈椎病的范畴。

颈椎病的发病情况如何？

随着年龄的增长，颈椎病发病率明显增高。有统计表明，50岁左右的人群中大约有25%的人患过或正患此症，60岁左右则达50%，70岁左右几乎为100%，可见此病是中老年人的常见病和多发病。从生物力学角度来看，颈5~6、颈6~7椎受力最大，因此，颈椎病的发生部位在这些节段较为多见。颈椎病的临床症状较为复杂，主要有颈背疼痛、上肢无力、手指发麻、下肢乏力、行走困难、头晕、恶心、呕吐，甚至视物模糊、心动过速及吞咽困难等。颈椎病的临床症状与病变部位、组织受累程度及个体差异有一定关系。

普通颈椎的大体构造如何？

颈段脊柱由7个颈椎、6个椎间盘（第1、2颈椎间无椎间盘）和所属韧带构成。上连颅骨，下接第1胸椎，周围为颈部肌肉、血管、神经和皮肤等组织包绕，俗称"脖子"或"脖颈"。从侧方观察，颈椎排列呈前凸弧度。虽然颈椎在椎骨中体积最小，但它的活动度和活动频率最大，而且解剖结构、生理功能复杂，所以容易引起劳损和外伤，导致颈椎病。

普通颈椎骨由椎体、椎弓、突起（包括横突、上下关节突和棘突）三部分组成。

（1）椎体 椎骨的主体部分，呈左右宽（横径）、前后扁（前后径）的椭圆主体，其横径约为前后径的1.5倍。椎体上面周缘的两侧偏后方，有脊状突起，称为钩突，钩突与相邻的上一椎体下缘侧方的斜坡对合，构成钩椎关节，此关节能防止椎间盘向侧后方突出。但当因退行变化而发生增生时，增生的骨刺则可能影响位于其侧方的椎动脉血液循环，并可压迫位于其后方的神经根。

（2）颈椎椎弓 从椎体两侧及后方发出的弓状结构，因其形状像弓，所以称为椎弓。椎体在前，椎弓在后，两者环绕共同形成椎孔，各椎孔相连构成椎管，其内容纳脊髓。椎弓根上下缘的上、下切迹相对形成椎间孔，有颈脊神经根和伴行血管通过。通常颈脊神经仅占椎间孔的一半，在骨质增生或韧带肥厚等病变时，孔隙变小、变形，神经根就会受到刺激和压迫，产生上肢疼痛、手指麻木等症状。

（3）颈椎的骨性突起　指在颈椎椎骨上的骨性突出部分，它分为横突、上下关节突和棘突。横突起自椎体两侧和椎弓根处，横向两侧，颈椎的横突较短，其中间部有横突孔，除第7颈椎横突孔较小外，其余均有椎动脉通过。当颈椎发生骨质增生等病变时，可导致椎动脉血流动力学方面的改变，影响大脑供血，产生头痛、眩晕、恶心等症状。关节突是构成颈椎椎节后部小关节的突起，它位于椎节的侧后方，从椎弓根和椎板交界处发出。棘突位于椎管后方椎弓中部，第2至第5颈椎的棘突为分叉状；第6与第7颈椎的棘突则与胸腰椎一样，是单个的；第7颈椎的棘突在体表较突出，在肩膀平面容易触摸到。

脊神经根是什么？

每一脊髓节的根丝各合成一条神经根。腹侧者称前根，是由传出的运动纤维组成；背侧者称后根，是由传入的感觉纤维组成。脊神经的前根和后根，在椎管内向椎间孔延伸，穿过各层脊膜时，各层脊膜分别呈鞘状包于前根和后根的周围，称为脊膜袖；袖内的软脊膜和蛛网膜之间仍有间隙，此间隙与蛛网膜下隙相通。前根和后根在椎管内的排列是前根在前面，后根在后面，神经根穿出硬脊膜后发生扭转，在椎间孔的中部呈上下排列，后根在上，前根在下。前根和后根穿出硬膜后，在两根的覆被硬膜之间有一裂隙，称为脊膜囊。前根和后根在椎间孔内，脊神经节在外方，合在一起组成脊神经；硬膜亦在该部与椎间孔的骨膜和脊神经的外膜融合在一起，将脊神经予以固定，并对脊髓有固定作用。在颈部，脊神经的神经根较短，其走行近于水平方向，故对脊髓的固定作用较大。在颈部，椎间孔的前壁由椎体的一部分，椎间盘的一部分和钩椎关节组成，后壁由上关节突和下关节突组成。

颈脊神经总共有8对。第1颈脊神经是在寰椎的后弓上方穿出，以下第2至第7颈脊神经都是在相应颈椎椎弓的上方穿出，第8颈脊神经是在第1胸椎的椎弓的上方穿出。在描述椎间盘时，多以相应颈椎的下方为标准，或标以两椎骨的数目。所以，当椎间盘病变时，受累的神经根的数字应比椎间盘的数字多一个，或取标有两椎骨数目的下位数字，如颈5~颈6椎间盘（第5颈椎下方的椎间盘）病变时，受累的神经根是颈6脊神经根，其余依次类推。

什么是颈椎椎间盘，各个颈椎椎骨间是怎样连结的？

颈椎椎间盘又称椎间纤维软骨盘，是由纤维环、髓核及软骨板组成并连结于上、下两个椎体之间的重要结构。

（1）纤维环　为椎间盘周边部的纤维软骨组织，质地坚硬而富有弹性，在增加椎间关节的弹性、扭曲和旋转运动方面起重要作用。纤维环前方较厚，因此，髓核偏后，故多见其向后方突出或脱出。

（2）髓核　为一种白色的类似黏蛋白物质，内含软骨细胞和纤维母细胞，含有很多水分，借以调节椎间盘压力。随着年龄的增大，含水量减少，幼年时含水量占80%以上，老年时则可低于70%。髓核处于纤维环的包围中，犹如一个滚珠，椎体在其上方运动，即能将所受压力传递至纤维环，因此椎间盘起着弹性垫的作用，可以缓冲外力。髓核具有较高的膨胀性，受到压力时，含水量减少；解除压力时又吸收水分，体积增大，使得髓核能较好地调节椎间盘内压力。但椎间盘的血液供应随着年龄增大也逐年减少，血管口径变细，一般在13岁以后已无血管再穿入深层，所以在劳损和退变后，椎间盘的修复能力相对较弱。

（3）软骨板　为透明软骨，形成在椎间盘的上、下壁，与椎体的松质骨相接，并与纤维环融合，将髓核密封其中。因此，当软骨板完整时，髓核既不易突入上下椎体的松质骨内，也不易向后方突出。

颈段椎间盘除了第1、2颈椎之间没有之外，自第2颈椎下方至第1胸椎上方共有6个。颈椎间盘在颈椎总长度中占20%~40%，它是椎体间的主要连接结构，而且极富有弹性，故能使其下位椎体所承受的压力均等，起到缓冲外力的作用，并减缓由足部传来的外力，使头部免受震荡。颈椎间盘还参与颈椎活动并可增大运动幅度，其前高后低的结构，使颈椎具有向前凸出的生理弯曲。

颈段各椎骨间以韧带、椎间盘和关节等互相连结。椎体自第2颈椎下面起，两个相邻椎体之间有弹性的椎间盘连接；椎体与椎间盘之前后有前、后纵韧带及钩椎韧带等连结；椎弓间则通过关节突、黄韧带、棘间韧带、棘上韧带和项韧带、横突间韧带相连结。椎间盘的生理功能除了连接相邻颈椎外，更重要的是减轻和缓冲外力对脊柱、头颅的震荡，保持一定的稳定性，参与颈椎的活动，并可增加运动幅度。

前纵韧带是人体内最长的韧带，厚而宽，较坚韧。后纵韧带较细长，虽亦坚韧，但较前纵韧带为弱，位于椎体的后方，为椎管的前壁。在颈部脊柱、椎体的侧后方有钩椎关节，为椎间孔的前壁。钩椎关节的后方有颈脊神经根、根动静脉和窦椎神经；其侧后方有椎动脉、椎静脉和椎神经。椎弓由椎间关节和韧带所连结。相邻椎骨的上下关节面构成椎间关节，由薄而松弛的关节囊韧带连结起来，其内有滑膜。横突之间有横突间肌，对颈脊柱的稳定性所起的作用很小。椎板之间有黄韧带，呈扁平状，黄色，弹性大，很坚韧，是由弹力纤维组成。棘突之间有棘间韧带和棘上韧带，使之相互连结。棘上韧带发育很好，形成项韧带。

颈椎的前凸生理曲度是怎么一回事？

从侧面观，人体颈椎有一向前的弧形凸起，在医学上称为颈椎的前凸生理曲度。在X线片上，沿此曲度走行，在各个颈椎椎体后缘形成的连续、光滑的弧形曲线，称之为颈椎生理曲线，正常值是（12±5）mm。其测量方法是，从齿状突后上缘开始向下，将每个椎体后缘相连成为一条弧线，然后从齿状突后上缘至第7颈椎椎体后下缘做一直线，上述弧线的最高点至这条直线的最大距离就是反映颈曲大小的数值，正常范围在12~17mm内。大于17mm为曲度增大，小于7mm为曲度变小，曲度后凸者为"反张"，同时存在两个曲度呈"S"形者为"双弧"改变。

颈椎的生理曲度主要是第4、第5颈椎间盘前厚后薄造成的弧度，这是人体生理的需要。颈椎生理曲度的存在，是为了增加颈椎的弹性，减轻和缓冲外力的震荡，防止对脊髓和大脑的损伤。在长期不良姿势和椎间盘髓核脱水、退变时，颈椎的前凸可逐渐消失，颈椎前凸曲线甚至可变直或反张弯曲，成为颈椎病X线上较为重要的诊断依据之一。

颈椎的椎管有多大？

颈椎的椎体后方有椎孔，7个颈椎的椎孔上下相连共同构成管腔称为颈椎椎管。椎孔近似三角形，左右径大，前后径小，两者之比为1.5~2.0：1。因此，椎管横径的改变，不易影响脊髓，但易影响神经根的功能，相反，前后径的改变使脊髓容易受压。颈椎病患者颈椎椎管的前后径比正常人颈椎椎管的前后径小，特别是颈4~颈5、颈5~颈6、颈6~颈7这3个节段，最易发生颈椎病，其椎管前后径相差的平均值在3mm以上，椎管狭窄者在受外伤时，即使轻微的外伤也容易引起神经受压，临床表现比较明显。若椎管前后径大者则不易发病，即使发病，临床表现也轻。若患者颈脊髓受压的临床表现较重，但椎管的前后径超过正常值者，可能患有脊髓肿瘤、脊髓空洞症、脊髓侧索硬化症等。应该做磁共振进一步检查。

颈椎椎管狭窄的患者，非手术疗法无效时，应早期实施手术治疗，特别是前后径小于10mm者，更应及早进行手术治疗。椎管前后径大者对各种非手术疗法收效快，且容易治愈，复发率低。

正常人的颈椎活动范围有多大？

在医学上，关节活动范围称为关节活动度，一般用量角器进行测定。颈椎的屈伸活动主要由第2至第7颈椎完成。测量时颈部自然伸直，下颌内收。一般情况下，颈椎的前屈、后伸（分别俗称低头、仰头）各为45°，是上下椎体的椎间关节前后滑动的结果。过度前屈受后纵韧带、黄韧带、项韧带和颈后肌群限制；过度后伸则受前纵韧带和颈前肌群的约束。左右侧屈各为45°，主要依靠对侧的关节囊及韧带限制过度侧屈，侧屈主要由中段颈椎完成。左右旋转各为75°，主要由寰枢关节来完成。环转运动则是上述活动的连贯作用来完成；点头动作发生在寰枕关节；摇头动作发生在寰枢关节。颈椎的活动度个体差异较大，与年龄、职业、锻炼情况有关，一般随年龄增长，颈部活动亦渐受限制。

脊髓分哪几部分，颈部脊髓有哪些特点？

脊髓可分颈髓、胸髓、腰髓、骶髓和尾髓5个部分，有颈膨大和腰膨大2个膨大。其中颈膨大（自颈髓第3段至胸髓第2段）以颈7节段水平最宽，14~33mm，前后径为9mm。腰膨大（自胸髓第9段至脊髓末端）以腰$_4$最宽，可达12mm，前后径约8.5mm。脊髓下端形成脊髓圆锥，圆锥下方有条索状的终丝，止于第2尾椎的背面。

颈部脊髓具有4个特点：①颈部的脊髓节段和颈椎的水平关系不大，故颈神经根离开脊髓时，近于水平方向。②脊髓颈段的前后径较小，横径较大，故脊髓颈段外观呈明显的扁圆柱形。③颈膨大是脊髓最粗大的部分，但此处椎管并不相应扩大，故形成颈部椎管相对狭窄。笔者认为这是发生脊髓型颈椎病的重要内因。④颈脊髓的内部结构与胸髓不同，前角特别发达，与人类手的精巧活动有关，脊髓后索在颈的部分为薄束和楔束，其他上行及下行纤维的部位与胸髓亦有不同。高颈髓与延髓相连，在内部结构和生理功能上亦与低位延髓难以截然分开，高颈髓损伤亦可引起昏迷。

脊髓有哪些功能？

脊髓的活动受脑的控制，参与调节运动、感觉和大小便等功能。来自四肢和躯干的各种感觉冲动，通过脊髓的上行纤维束，包括传导面部以外的痛觉、温度觉和粗触觉的脊髓丘脑束、传导本体感觉、精细触觉的薄束和楔束等，以及脊髓小脑束的小脑本体感觉径路。这些传导径路将各种感觉冲动传达到脑，进行高级综合分析。脑的活动通过脊髓的下行纤维束，包括执行传导随意运动的皮质脊髓束以及调整锥体系统的活动并调整肌张力、协调肌肉活动、维持姿势和习惯性动作，使动作协调、准确、免除震动和不必要附带动作的锥体外系统，通过锥体系统和锥体外系统，调整脊髓神经元的活动。脊髓本身能完成许多反射活动，但也受脑活动的影响。

什么是脊髓急性横断？

脊髓发生急性横断损伤时，病灶节段水平以下呈现弛缓性瘫痪、感觉消失和肌张力消失，不能维持正常体温，大便滞留，膀胱不能排空以及血压下降等，总称为脊髓休克。损伤1周至数周后，脊髓反射始见恢复，如肌力增强和深反射亢进，对皮肤的损害性刺激可出现有保护性屈反射。数月后，比较复杂的肌反射逐渐恢复，内脏反射活动如血压上升、发汗、排便和排尿反射也能部分恢复。膀胱功能障碍一般分为三个阶段：脊髓横断后，由于膀胱逼尿肌瘫痪而使膀胱括约肌痉挛，出现尿潴留；2~3周以后，由于逼尿肌日益肥厚，膀胱内压胜过外括约肌的阻力，出现溢出性尿失禁；到第三阶段可能因腹壁肌挛缩，增加膀胱外压而出现自动排尿。

什么是脊髓损伤中央综合征？

各种原因出现以颈髓中央管为中心的损伤的临床症候群，称为脊髓损伤中央综合征，是急性颈椎脊髓不完全性损伤最常见类型，多见于颈椎过伸性损伤。当颈椎遭受过伸暴力时，颈髓可被椎体后缘与椎体后部的黄韧带褶皱相互挤伤，导致中央管周围脊髓出血、水肿，严重者可出现坏死。脊髓损伤中央综合征表现为上肢瘫痪重于下肢；皮肤浅感觉障碍，深感觉存在；大小便功能障碍。脊髓损伤中央综合征神经功能恢复顺序是下肢运动功能首先恢复，膀胱功能次之，最后是上肢功能，手的功能恢复最慢；感觉恢复无一定顺序，恢复也表现为下肢好于上肢。脊椎的骨折或脱位不一定明显。

颈椎椎骨的血液是如何供应的，颈脊髓的血液供应如何？

（1）颈椎椎骨的血液供应主要来自椎间动脉　颈部的椎间动脉发自椎动脉。椎间动脉一般是一条，有时成对，沿脊神经的腹（前）侧进入椎管，在椎间孔内分为3个主要分支。①背侧支，主要供应该部硬膜、硬膜外组织、黄韧带和椎弓的血运；②中间支，供应脊神经根和其脊膜的血运；③腹侧支，供应该部硬膜、硬膜外组织、韧带和椎体的血运。椎体的血液供应除上述者外，尚有肌支和骨膜支，在椎骨表面形成动脉网，以供应椎骨的血运。椎静脉丛分椎内静脉丛和椎外静脉丛两部分。椎内静脉丛收集椎骨和脊髓的静脉血，汇入位于椎间孔部的椎间静脉，在颈部再入椎静脉；椎外静脉丛收集椎管及其周围肌肉的静脉血。

（2）颈脊髓的血液供应主要由椎动脉和颈深动脉供应　颈椎椎动脉分出脊髓前动脉和脊髓后动脉。脊髓前动脉，发自椎动脉的末端，左右脊髓前动脉下降至锥体交叉附近合为一支，沿脊髓前正中裂迂回下降，沿途接受6~8支前根动脉；脊髓后动脉，是小脑下后动脉的分支，很少是椎动脉的直接分支，左右两条脊髓后动脉沿脊髓后外侧沟下降，沿途接受5~8支后根动脉，脊髓后动脉在后根的侧方进入脊髓，分布于后索和后柱。动脉冠的分支进入脊髓后，分布于侧索的浅层。脊髓静脉的分布大致与其动脉相似。在脊髓前面，有6~11条前根静脉；在脊髓后面，有5~10条后根静脉，收集脊髓表面静脉丛静脉回流。

颈部的肌肉有哪些？

颈部的肌肉包括前方的颈部肌肉和后方的项部肌肉。根据功能特点还可分为两组：第一组为与头颈活动及稳定性有关的肌群；第二组为悬吊上肢并与其运动有关的肌群。颈部肌肉的发生来源比较复杂：起源于腮弓的肌肉有下颌舌骨肌、二腹肌、茎突舌骨肌、颈阔肌，斜方肌和胸锁乳突肌；由躯干肌节腹侧部向上延伸的肌肉有肩胛舌骨肌、胸骨舌骨肌、胸骨甲状肌和甲状舌骨肌；起源于颈部肌节腹侧部的肌肉有斜角肌和椎前肌；颈后部深层的肌肉是颈部肌节的固有肌，包括上斜角肌、头夹肌、颈夹肌、头半棘肌、颈半棘肌、头最长肌等。

椎动脉的走行与分段如何？

椎动脉根据走行分为四段：颈段、椎骨段、枕段、颅内段。第一段即颈段，为自锁骨下动脉发出至椎动脉进入第6颈椎横突孔之间的部分，其前方有椎静脉、颈内静脉、颈总动脉和甲状腺下动脉，后方为颈7横突、颈7~颈8脊神经的前支、交感神经干和颈下交感神经节。第二段即椎骨段，多自第6颈椎横突孔穿入上行从第1颈椎横突孔穿出，位于各横突孔内侧，周围有椎静脉、交感神经伴行，在上行过程中发出分支供应相应节段的骨及软组织。第三段即枕段，位于枕下三角区，自寰椎横突上方穿出后，呈锐角向后方，并围绕寰椎上关节面的后外侧向内，经椎动脉沟转向前方，穿越寰枢后膜的外缘进入根管，而后经枕骨大孔入颅。第四段即颅内段，自枕骨大孔进入颅腔达桥脑下线，与对侧同名动脉汇合成基底动脉，再与颈内动脉形成大脑动脉环。

左右椎动脉在汇合前先发出脊髓后动脉，自前方转向后方，沿脊髓背侧迂曲下降，再发出脊髓前动脉，左右各一支，行至椎体交叉处汇合为一支，沿脊髓正中裂下行。

什么是颈椎间盘突出症？

由于某种原因导致颈椎间盘的髓核向后外侧突出，压迫刺激颈脊神经或脊髓产生临床症状者，谓之颈椎间盘突出症。根据髓核突出的位置分类，可分为三种：侧方型、旁中央型和中央型。

本病临床表现多样，可表现为颈肩痛，手指麻痛、无力，疼痛可为刀割样、针刺或烧灼样，可因咳嗽而加重，亦表现为四肢发凉、发胀，进而持物无力、束胸感、胸口发闷。压迫神经脊髓者，可以导致行走乏力，走路有踩棉花感，甚至大小便障碍；早期表现小便淋沥、解尿乏力，后期尿潴留、解尿困难。体检发现颈部活动受限、颈肌僵硬、皮肤感觉减退、行走蹒跚，神经病理反射阳性。影像学上，X线检查可见颈椎生理弧度变直或鹅颈畸形，椎间隙变窄；MRI发现各种类型的髓核突出并压迫神经硬膜囊。根据临床症状、体征结合影像学检查，诊断不难，但尚需与颈椎病、肩周炎、胸廓出口综合征等疾患相鉴别。

颈椎间盘突出症的治疗方法有哪些？

根据病情的轻重采用保守或手术治疗。

（1）保守治疗　对于症状较轻者大多有效，保守治疗包括颈部制动、牵引、理疗、按摩、封闭、药物等措施，适用于神经压迫较轻者。

（2）手术治疗　对于症状较重，并经保守治疗无效者大多需手术治疗。随着医学材料学的进展及临床手术技术的成熟，手术风险明显降低，手术疗效比较满意。对于神经脊髓压迫较重、行走无力或经检查病理反射阳性者应尽早做手术，及时解除神经压迫，以增加术后神经恢复的机会。

颈椎病有哪些类型？

颈椎病分类方法较多，目前尚无统一的分类。但总体上包括颈型、神经根型、脊髓型、椎动脉型、交感神经型、食管型和混合型颈椎病。

什么是颈型颈椎病？

颈型颈椎病是颈椎退变导致枕颈部疼痛，颈部活动受限，颈肌僵硬，颈部感觉酸、痛、胀不适等一系列症候群。由于症状和体征都局限于颈部，故颈型颈椎病也称局部型颈椎病。

发病以青壮年居多。而女性患者往往诉肩胛、肩部也有不适。患者常诉说不知把头颈放在何种位置才舒适，部分患者有颈部活动受限；少数患者可有一过性上肢麻木，但无肌力下降及行走障碍。颈椎椎管狭窄者可在45岁前后发病，个别患者有颈部外伤。几乎所有患者都有长期低头作业的情况。临床检查发现患者颈部一般无歪斜，生理曲度减弱或消失，常用手按捏颈项部，棘突间及棘突旁可有压痛。X线片可见颈椎生理曲度变直或消失，颈椎椎体轻度退变；侧位伸屈动力摄片可发现约1/3病例椎间隙松动，表现为轻度梯形变，或屈伸活动度变大。

什么是神经根型颈椎病？

神经根型颈椎病是颈椎退变导致脊神经根受压并出现与脊神经根分布区相一致的感觉、运动障碍及反射变化。临床表现有：

（1）根性痛　是最常见的症状，疼痛范围与受累椎节的脊神经分布区相一致。与根性痛相伴随的是该神经分布区的其他感觉障碍，其中以麻木、过敏、感觉减弱等为多见。

（2）根性肌力障碍　早期可出现肌张力增高，但很快即减弱并出现肌无力和肌萎缩征，在手部以大小鱼际肌及骨间肌萎缩最为明显。

（3）腱反射异常　早期出现腱反射活跃，而后期反射逐渐减弱，严重者反射消失。然而单纯根性受压不会出现病理反射，若伴有病理反射则表示脊髓本身也有损害。

（4）颈部症状　颈痛不适，颈旁可有压痛，压迫头顶时可有疼痛，棘突也可有压痛。

（5）特殊试验　当有颈椎间盘突出时，可出现压颈试验阳性，脊神经牵拉试验阳性。方法是，令患者坐好，术者一手扶住患者颈部，另一手握除患者腕部，两手呈反方向牵拉，若患者感到手疼痛或麻木则为阳性，这是由于臂丛受牵、神经根被刺激所致。

（6）影像学检查　X线侧位片可见颈椎生理前凸减小、变直或成"反曲"，椎间隙变窄，病变椎节有退变，前后缘有骨刺形成；伸屈侧位片可见有椎间不稳，在病变椎节平面常见相应的项韧带骨化。CT检查可发现病变节段椎间盘侧方突出或后方骨质增生并借以判断椎管矢状径。MRI检查可发现椎体后方对硬膜囊有无压迫，若并发脊髓功能损害者，尚可看到脊髓信号的改变。

神经根症状的产生同以下因素有关：髓核的突出与脱出、椎体后缘骨赘形成、后纵韧带的局限性肥厚等。但后方小关节的骨质增生、钩椎关节的骨刺形成，以及相邻三个关节的松动和移位刺激并压迫脊神经根可能是引起症状和体征的重要因素。此外，根袖处蛛网膜粘连也同神经根症状有关。

什么是交感神经型颈椎病？

椎间盘退变，刺激或压迫颈部交感神经纤维，则可引起一系列交感神经反射性症状，如恶心、眼花、耳鸣、心动过速等，称为交感神经型颈椎病。该型往往与椎动脉型伴发，有时很难独立诊断。所有颈部的交感神经支都是无髓鞘的节后神经，起自交感神经节，这些节后纤维分布到头颈部、上肢、咽部、颈部腺体、眼部，并进入颅神经、头颈部动脉、锁骨下动脉，参与组成心脏神经丛，且分布于椎管内血管、硬脊膜、韧带和纤维环等结构。由此可见颈交感神经不仅与颈椎关系密切，而且涉及颅内、咽、舌、喉、甲状腺、心脏、膈神经、食管、血管等。

椎动脉壁上交感神经纤维最为丰富，因此刺激颈交感神经可出现多器官、多系统症状。临床症状有以下几个方面：颈痛、头痛、眩晕等头颈部症状；眼部胀痛、视物模糊、瞳孔散大或缩小等眼部症状；心前区疼痛、心动过速或心动过缓等心脏症状；其他如肢体或头顶部疼痛或麻木、肢体发冷或肢体潮红、耳鸣或听力下降等。

什么是脊髓型颈椎病？

椎体后缘骨赘、椎体移位、黄韧带肥厚、脊髓损伤等因素造成脊髓受压和缺血，引起脊髓传导功能障碍等症候群称为脊髓型颈椎病。脊髓型颈椎病比较多见，且症状严重，一旦延误诊治，常发展成为不可逆性神经损害。由于主要损害脊髓，且病程多慢性进展，遇诱因后加重。大约20%有外伤史，患者开始往往不会想到颈椎，而先就诊于神经内科。常有落枕史。临床上主要表现有：

（1）症状　患者先从下肢双侧或单侧发沉、发麻开始，随之出现行走困难，下肢肌肉发紧，抬步慢，不能快走，重者明显步态蹒跚，更不能跑，双下肢协调差，不能跨越障碍物，双足有踩棉花样感觉。自述颈部发硬，颈后伸时易引起四肢麻木；有时上肢症状可先于下肢症状出现，但一般略迟于下肢，上肢多一侧或两侧先后出现麻木、疼痛。早期晨起拧毛巾时感双手无力，拿小件物体常落地，不能扣衣服钮扣；严重者写字困难，饮食起居不能自理；部分患者有括约肌功能障碍、尿潴留。除四肢症状外，往往有胸以下皮肤感觉减退，胸腹部发紧，即束带感。

（2）体征　最明显的体征是四肢肌张力升高，严重者稍一活动肢体即可诱发肌肉痉挛，下肢往往较上肢明显，下肢的症状多为双侧，但严重程度可有不同。上肢肌张力亦升高，但有时上肢的突出症状是肌无力和肌萎缩，并有根性感觉减退，而下肢肌萎缩不明显，主要表现为肌痉挛、反射亢进，出现踝阵挛和髌阵挛。四肢腱反射均可亢进，尤以下肢显著。上肢霍夫曼（Hoffmann）征阳性（使患者腕部稍微背伸，手指微屈曲，检查者以右手食指及中指轻夹患者中指远侧指间关节，以拇指向下弹，按其中指指甲，拇指屈曲内收、其他手指屈曲者为阳性反应）；或罗索利莫征，又称屈趾反射（Rossolimo）征阳性（快速叩击足跖的跖面引起足趾跖屈为阳性）。Hoffmann征单侧阳性更有意义，这是颈脊髓受压时的重要体征，严重时往往双侧均为阳性。下肢除腱反射亢进外，踝阵挛出现率较高，病理征亦可阳性。腹壁反射、提睾反射可减弱甚至消失。

（3）影像学检查　X线侧位片多能显示颈椎生理前曲消失或变直，大多数椎体有退变，表现为前后缘骨赘形成、椎间隙变窄；伸屈侧片可显示受累节段不稳，相应平面的项韧带有时可有骨化。CT检查则对椎体后缘骨刺、椎管矢状径的大小、后纵韧带骨化、黄韧带钙化及椎间盘突出的判断比较直观和迅速，而且能够发现椎体后缘致压物是位于正中还是有偏移。MRI上常表现为脊髓前方呈弧形压迫，多平面的退变可使脊髓前缘呈波浪状，椎管后缘也可压迫硬膜囊，从而使脊髓呈串珠状；脊髓有变性者可见变性部位也即压迫最重的部位脊髓信号增强，严重者可有空洞形成。

什么是椎动脉型颈椎病？

椎动脉型颈椎病指在颈椎退变、钩椎关节增生时，可对椎动脉造成挤压和刺激，引起脑供血不足，产生头晕、头痛等症状。临床上主要表现为：

（1）眩晕　头颅旋转时引起眩晕发作是本病的最大特点。正常情况下，头颅旋转主要在寰枢椎之间，椎动脉在此处受挤压，如头向右旋时，右侧椎动脉血流量减少，左侧椎动脉血流量增加以代偿供血量，若一侧椎动脉受挤压，因无代偿能力致使血流量已经减少，当头转向健侧时，可引起脑部供血不足产生眩晕。询问发作时头颅的转向，一般头颅转向健侧，而病变在对侧。眩晕可为旋转性、浮动性或摇晃性，患者感下肢发软站立不稳，有地面倾斜或地面移动的感觉。

（2）头痛　由于椎-基底动脉供血不足，使侧支循环血管扩张引起头痛。头痛部位主要是枕部及顶枕部，也可放射至两侧颞部深处，以跳痛和胀痛多见，常伴有恶心呕吐、出汗等自主神经功能紊乱症状。

（3）猝倒　是本病的一种特殊症状。发作前并无预兆，多发生于行走或站立时，头颈部过度旋转或伸屈时可诱发，反向活动后症状消失。患者摔倒前察觉下肢突然无力而倒地，但意识清楚，视力、听力及讲话均无障碍，并能立即站起来继续活动。这种情形多系椎动脉受刺激后血管痉挛、血流量减少所致。

（4）视力障碍　患者有突然弱视或失明，持续数分钟后逐渐恢复视力，此系双侧大脑后动脉缺血所致。此外，还可有复视、眼睛闪光、冒金星、黑矇、幻视等现象。

（5）感觉障碍　面部感觉异常，口周或舌部发麻，偶有幻听或幻嗅。

（6）影像学特征　椎动脉造影可发现椎动脉有扭曲和狭窄，但一次造影无阳性发现时不能排除，因为大多数患者是一过性痉挛缺血，当无症状时，椎动脉可恢复正常口径。

病因篇

- ◆ 颈椎病的发病原因有哪些?
- ◆ 容易患颈椎病的高危因素有哪些?
- ◆ 容易患颈椎病的可能相关因素有哪些?
- ◆ 哪些人更容易得颈椎病，为什么?
- ◆ 颈椎损伤后为什么易得颈椎病?
- ◆ ……

颈椎病的发病原因有哪些？

颈椎病的发病原因有很多种，其中主要原因有退变、慢性劳损和外伤，另外还有发育性椎管狭窄、颈椎先天性畸形、咽喉部炎症等。

（1）退变　是退行性改变的简称。随着年龄的增长，人体各器官都会出现退变，俗称老化，颈椎也不例外。在颈椎退变中，椎间盘的退变是最基本和最关键的因素。另外，小关节和各种韧带的退变对颈椎病的发病也有重要影响。

（2）慢性劳损　是指日常生活中各种不良姿势或过度活动相关的慢性、累积性的损伤。如长时间低头工作和娱乐（随着手机和电脑的越来越普及，此项因素所占比重日益增加）、睡枕的高度不当或枕垫的部位不妥等。另外，不正确的倒立、翻跟头等不适当的体育锻炼也会加快颈椎的退变。

（3）急性外伤　头颈部急性外伤可以直接给椎间盘、韧带、椎骨等带来较大程度的损伤，加速其退变。而且，在颈椎退变、失稳的基础上，外伤可直接诱发颈椎病的产生与复发，且症状往往较重。

（4）炎症　包括无菌性炎症和细菌性炎症。当咽喉部或颈部有急性或慢性炎症时，因周围组织的炎性水肿，颈椎稳定性受损，易诱发颈椎病症状出现或使病情加重。

（5）发育性椎管狭窄　有些人颈椎管本身天生发育就比较狭窄，狭窄的椎管应对脊髓神经免受损伤的储备间隙减少或消失，脊髓在椎管内更加贴近椎管前后壁，这样即使在正常的颈椎伸屈活动中，亦可能因为局部的刺激、挤压而致脊髓病损，且此类患者预后也相对较差。

（6）颈椎先天性畸形　各种先天性畸形，如先天性椎体融合、颅底凹陷等，由于其非正常生理结构，在生理活动下相较于正常颈椎更易发生退变而诱发颈椎病的发生。

（7）代谢因素　人体代谢失常者，特别是钙、磷代谢和激素代谢失调者，和颈椎病的发病有一定的相关性。

（8）精神因素　临床工作中发现，患者精神状态不佳可加重颈椎病症状，加重的颈椎病症状反过来又可影响到患者的精神状态。

容易患颈椎病的高危因素有哪些？

（1）一些研究表明尼古丁能加速颈椎退变，流行病学研究发现，除了吸雪茄和使用烟斗，吸烟能引起颈椎病更高的发病率。头颅负重很有可能增加颈椎退变的发病率和发病节段。一次对225名头顶重物的加纳人的调查发现，143人（63.6%）出现颈椎退变，而没有头顶重物习惯的80人中只有29人（36%）出现颈椎退变。同样，经常跳水也被认为会加速颈椎退变。

（2）一些职业已经被证实会增加颈椎退变的发病风险，大约有75%的牙科医生有明显的颈椎强直改变。肉类运输工、矿工、重体力劳动者与其他参照群体相比，颈椎退变的发病率也明显更高，总的来说肉类运输工出现颈椎退变的风险最大，达到88%。调查还发现普通体力劳动者有40%出现颈椎强直，和肉类运输工一样，职业司机也被认为是患颈椎病的高风险群体，因为他们常常需要较重的提拉，长时间保持坐姿，持续的受震动，连续的加速和减速以及颈椎常做挥鞭样动作。

（3）有腰椎神经根病病史则更易出现颈椎病。对200名需要颈椎间盘外科手术的患者进行回顾分析发现，31%的患者有过腰椎间盘手术史，而没有手术过的患者中，很多在X线或脊髓造影中也明确出现腰椎异常表现。患者中78人发现有腰椎间盘膨出；100人有主要神经根受累，78人有较小的神经根受累；8人有腰椎管狭窄，7人出现腰椎滑脱。200名颈神经根病患者中只有22人脊髓造影表现正常。在罗彻斯特市的调查中发现，41%的颈神经根病患者既往有腰神经根病病史。

（4）代谢因素也可能加速颈椎退变。破坏性颈椎关节病可见于肾功能不全透析的患者，并表现为颈椎关节加速破坏。

（5）先天性中央椎管或神经根管狭窄的颈椎退变性疾病发病风险明显增加　从第3颈椎（C3）到第7颈椎（C7）正常的椎管前后径为17~18mm。由于在颈椎中部通过的脊髓直径平均为10mm，因此，在普通人群中颈椎强直改变后仍有一定的空间。对出现脊髓型颈椎病的先天椎管狭窄患者进行测量发现他们颈椎管的前后径平均为14mm。对于这些患者，更小程度的颈椎强直就会导致脊髓及血管的受压，从而诱发脊髓型或神经根型颈椎病。

容易患颈椎病的可能相关因素有哪些？

（1）对于接触震动的这一因素目前仍有争议　一些研究已经证实长期接触震动会加速椎间盘退变和突出，但另外一些研究表示否认。同样，既往颈椎外伤史这一因素对颈椎强直的作用也存在争议，重复的无症状的外伤可能影响颈椎强直发病和发病的程度，但有流行病学研究发现，只有14.8%的神经根病患者有颈椎外伤史。

（2）食物和营养状况也会影响颈椎退变的发病率和发病程度　日本和韩国的调查发现，食用动物蛋白多于植物蛋白及增加食盐的摄入是后纵韧带骨化（OPLL）的危险因素。同样，动脉粥样硬化和自身免疫因素也已被证实可能是颈椎退变疾病的致病因素。

（3）性别对于颈椎疾病的影响　基于临床症状不同，虽然男性和女性的颈椎在解剖学上无差别，但女性的椎管容积表现的差异更大，且总的来说椎管容积可能更小，颈椎不同退变情况的性别优势会有一系列改变。不幸的是，我们发现潜在的病情通常不能很好地被描述，颈痛以男性显著或以女性显著均曾被报道过。一次研究发现女性有更多持续时间长于1个月的发作史，而另外有研究报道退变在影像学上的表现男性比女性更严重，认为女性更容易出现颈痛，因为激素能使韧带松弛。

男女之间颈椎神经根病的发病率大致相等，但男性更有可能行手术治疗。虽然由于资料受限制，但男性出现脊髓病更为普遍。

（4）颈椎病家族因素　研究者越来越有兴趣去寻找基因治疗方法阻止或逆转疾病病程。一次对50岁以上患者的研究发现，他们如有正常的颈椎X线表现，在统计学意义上来说，更有可能是同胞也有正常或轻度异常的表现。更进一步说，同卵双生双胞胎的影像学特征在统计学意义上是一致的，并且异卵双生双胞胎也有较小程度的相同。另外曾有研究将85对男性同卵双生双胞胎暴露在椎间盘退变的可疑风险因素下，发现维生素D受体基因在基因内的两种多态性和椎间盘退变有关，并且在MRI矢状面T2加权下也证明如此。同样，有前纵韧带骨化（弥散性特发性骨骼肥厚，或DISH）或后纵韧带骨化的患者，他们体内其他韧带和关节发生骨化的机会更大，或许这也是骨赘形成有增长趋势的信号。

（5）遗传因素对颈椎病有影响　有专家认为种族因素对颈椎病也有影响。对来自黑人和白人的颈椎分析得出，统计学意义上黑人比白人受退变影响更小。在黑人的标本上，骨赘可影响椎体或关节突关节，相对而言，在白人标本上常有两者共同影响同一椎体，有学者概括白人颈椎强直的情况使他们更易出现神经根功能障碍。

（6）最近一些以前确定的危险因素被否认　久坐的工作或需要转颈的工作不会增加颈椎强直的发病率。另外，回顾运动员颈椎间盘突出的危险因素，发现运动不会增加椎间盘突出的风险，包括举重，他们认为运动实际上可能会保护颈椎。

颈椎强直和颈椎活动范围减小之间的关系已为我们所知，但是否颈椎强直引起疼痛和骨赘形成限制了活动范围（ROM）及是否限制了活动范围加速颈椎强直退变目前仍无定论。

哪些人更容易得颈椎病，为什么？

（1）长期低头工作者　某些不良的姿势是罹患颈椎病的重要因素。随着手机的智能化，手机在我们的日常生活中变得越来越重要，越来越离不开。经常可以看到这样的景象，在地铁、公交车、办公室和其他公共场所，玩手机的低头族随处可见。专家们已经发出警告，手机的过度使用可能大幅提高颈椎病的发病率。另外，电脑的位置不当或长久的单一姿势工作，长期低头伏案工作或头颈常向某一方向转动者也容易罹患颈椎病。相关职业包括办公室工作人员、电脑操作人员、会计、外科医生、手术室护士、交通警察和教师等，虽然这些职业的工作强度并非很大，但由于工作姿势不当，长期低头，造成颈后肌群、韧带等组织慢性劳损，且低头时，椎间盘承受的内压较大，加速其退变，而头颈常偏于一侧则引起局部劳损。因此，这些职业的工作人员颈椎病的发病率较高。

（2）中、老年人　伴随着年龄的增长，退变逐渐加重。会发生椎间盘变性、弹性减弱，肌肉韧带松弛，颈椎失稳，椎体边缘骨刺形成，小关节紊乱，韧带增厚、钙化等一系列退行性病理改变。因此，中、老年人患颈椎病的较多。

（3）有颈椎外伤史者　由于交通事故、慢性损伤导致的颈椎损伤，体育活动中不适当的运动超过了颈部能耐受的量，军事训练中失手造成的颈部意外创伤，等等，往往会导致损伤后的椎间盘、韧带不能修复而发病。

（4）睡眠姿势不良者　当枕头过高、过低或枕的部位不适当时，睡眠姿势持续时间较长又不能及时予以调整时，易造成椎旁肌肉、韧带、关节平衡失调，张力大的一侧易疲劳而产生不同程度的劳损。因此，对颈椎的健康来讲，"高枕无忧"是有害的，喜欢卧高枕及有反复落枕病史者易患颈椎病。躺着看书、看电视等日常生活中不良姿势过多的人，也易发生颈椎病。

（5）颈椎先天性畸形者　如先天性椎管狭窄、先天性椎体融合、颈肋和第7颈椎横突肥大等，由于其非正常生理结构，在正常的生理活动下更易发生退变而导致颈椎病的发生。

颈椎损伤后为什么易得颈椎病？

颈椎外伤常引发颈椎不稳，容易导致椎间盘的加速退变，所以易患颈椎病。有人曾调查过数千名颈椎病患者，发现具有明显头颈部外伤史者超过半数，显然，头颈部的外伤与颈椎病的发生和加重有相当密切的关系。

头颈部的外伤除了可以造成骨折、脱位、脊髓损伤甚至四肢瘫痪等较为严重的损伤外，还可能造成急性髓核突出或脱出、前纵韧带损伤，及由于颈椎局部肌肉、韧带、椎间盘损伤造成的颈椎节段不稳。在损伤的愈合过程中，血肿、炎性渗出物的纤维化、机化，或骨折后形成的骨痂，都可在不同程度上导致椎间盘弹性降低、间隙变窄，颈椎小关节尤其是钩椎关节、后关节等处骨质增生，黄韧带等支持组织也可发生退变、增生、钙化，从而导致椎间孔、椎管狭窄，使邻近的脊髓、神经根和椎动脉受到不同程度的刺激、压迫，从而产生颈椎病的临床症状。外伤类型包括：

（1）交通事故伤　随着现代化程度的不断提高，交通事故日益频发，主要是高速行驶的车辆急刹车或追尾，从而造成颈部损伤。这种损伤除了部分可致颈椎骨折、脱位外，还可造成"挥鞭样"损伤。一般来说，车速越快，损伤越重；副驾驶位置、未使用安全带者和面部朝向行驶正前方或正后方者，损伤较重。

（2）体育运动和军事训练　高强度或不适当的活动也可导致颈椎损伤，如橄榄球比赛、足球赛中的争抢头球、跳水、军事训练中的擒拿格斗意外失手等。

（3）日常生活和工作中　由于空间拥挤、路滑、地面不平、大意等情况造成头颈部碰撞，使颈部发生过度前屈、后伸或侧屈而意外损伤。

所以，在日常生活和工作中，注意头颈部的防护、防止潜在性的危险是极为必要的。例如：机动车高速行驶时要系好安全带、运动前做好充分的准备活动等，均可避免或减轻头颈部的损伤。

需要特别注意的是，有些颈部损伤是因为不正确的推拿按摩等操作所造成。建议大家在进行推拿按摩前应先赴正规医院找专业医师，明确诊断，排除禁忌，推拿按摩也尽量选择实力雄厚、资质齐全的医疗单位。广大医务工作者也应对这种医源性损伤予以高度重视。

颈椎病的病理变化如何？

颈椎病的发生为慢性、连续性的病理反应过程，是在一个较长时期内发展、形成的。分为3个阶段：椎间盘变性阶段、骨刺形成阶段和神经损害阶段。

（1）椎间盘变性阶段　髓核的水含量降低、弹力减小，向四周隆凸，甚至突出或脱出，其物理性能也发生相应变化，这些变化包括耐压性和耐牵拉力降低。在头颅重量及头、胸间肌肉张力作用下，导致颈椎间盘突出；在颈椎做前屈后伸、左右侧屈及旋转动作时，由于耐受牵拉的能力降低，可导致椎体不稳定现象。周围的主要韧带也随之出现退变，椎节松弛、失稳，椎间隙变窄、内压升高和分布不均匀，易使髓核向四周移位，在后纵韧带薄弱条件下，易突出于后方而形成髓核突出；若中央有裂隙，则可使髓核组织进入椎管，形成脱出。

（2）骨刺形成阶段　骨刺是韧带、椎间隙血肿的机化、钙化而逐渐形成的。早期发生于两侧钩突和椎体后上缘的钩椎关节，后期则见于每个椎骨缘。骨刺是机体为抵消颈椎不稳而逐渐形成的，故在稳定椎节、消退局部反应和炎症上有一定意义。由于生物力学的特点，骨刺一般以颈5/6最为常见，其次为颈4/5、颈6/7。骨刺若较小，一般不引起临床症状；若骨刺较大且位于关键部位，可刺激或压迫脊髓、神经根、椎动脉等，从而引发颈椎病。椎体前缘骨刺除极少数影响吞咽外，很少有临床意义。骨刺的形成是颈椎退变进入难以逆转阶段的标志。

（3）神经损害阶段　后缘骨刺或钩椎关节骨刺可从前方侵占椎间孔的出口，引起脊神经根充血、水肿、渗出等反应性炎症，随后可逐渐出现纤维化，甚至变性，在临床上产生上肢疼痛、麻木为主的症状。椎体后方骨刺，向后隆起的纤维环，后纵韧带及周围组织的水肿、纤维化、软骨化和钙化等，均可造成颈神经和颈部脊髓受压，并使后者根据压力强度和持续时间的不同而相应发生变性、软化、纤维化等改变，产生一侧或两侧锥体束症状。当颈6及以上有向侧方增生的骨刺时，可使椎动脉因机械性压迫与刺激而发生痉挛和狭窄，从而引发颅内供血不足的系列症状。邻近部位随后也发生后方小关节松动、移位、骨质增生，周围韧带松弛、变性、硬化及钙化等病理改变。

椎间盘何时开始发生退变？

椎间盘是人体最早最易发生退变的组织，其原因包括：①成年人的椎间盘髓核内无血运直接供应；②椎间盘组织要承受头颅、躯干及上肢的重量；③椎间盘时时刻刻都在承受应力刺激。故劳损与退变较其他的组织更为多见，且难以自行修复。Conventyry报告，在接近20岁时，椎间盘的退变已开始发生，20~30岁有人退变已较明显，纤维环出现裂隙。人在出生时，纤维环含水约80%，髓核含水约90%；到30岁时则下降为80%；而在35岁时则降为65%~78%。

骨刺是如何形成的？

（1）椎体后缘骨赘的形成　首先是椎间盘变性后椎间发生不稳，而后，该节段上下椎体出现异常活动，旋转中心发生改变，椎体因所受应力加大且不均而发生代偿性肥大，主要表现为椎体前后缘应力集中点的骨质增生，俗称骨刺。由于长期慢性应力改变所形成的骨赘往往质地坚硬。骨赘的形成也可由韧带-椎间盘间隙的肉芽组织在反复损伤-修复的过程中，发生骨化或钙化，且不断增大变硬，病程较久的骨刺坚如象牙。

椎间盘高度降低致连接其相邻椎体的韧带松弛，此时前纵韧带及后纵韧带已失去其防止脊柱过度活动的能力，椎体间的活动发生异常，进而刺激骨膜下新骨形成而成骨刺；亦有人认为向四周突出的纤维环将椎体骨膜及前、后纵韧带推开，在其上下各形成一个间隙，由于椎体前、后纵韧带松弛，破坏了颈椎的稳定性，增加了损伤的机会，损伤后的慢性血肿机化、钙化，逐渐形成骨刺。四周膨隆的椎间盘组织推挤周围的骨膜与韧带使之受到张力的牵拉而形成骨刺，加之病变间隙的稳定性差、异常活动持续存在，韧带骨膜所受的张力必然加大，骨刺的形成就更加容易。总之，由于不断牵拉，反复损伤，骨刺将不断增大。所以妥当手术植骨融合稳定该椎体后骨刺可以变小。

（2）两侧钩突、小关节边缘及椎体后上缘的骨刺　钩突、小关节等侧方骨赘主要刺激根袖而出现颈肩痛、上肢的疼痛、麻木等根性症状。后期可有广泛的骨质增生，黄韧带、后纵韧带亦可同时增生、骨化，主要刺激脊髓，产生髓性症状。椎体前缘的骨刺只有十分巨大时，才可能刺激食管产生症状。

（3）骨赘的多发　由于颈5~6椎体处于颈椎生理前曲的中央点，应力较集中，所以颈5~6椎间盘的骨赘最多见，其次为颈4~5及颈6~7。椎体骨刺，连同膨出的纤维环、后纵韧带和创伤反应所引起的水肿或纤维化组织在椎间盘平面形成一个突向椎管的混合突出物，此种混合突出物可以单发，亦可以多发，而颈椎病一般以多发者居多，脊髓型颈椎病尤其如此。

颈椎长骨刺就是颈椎病吗？

在一般人眼里，"骨刺"和疾病常混为一谈。常常有患者因为颈项部等不适到医院就诊、拍片，发现有"颈椎骨质增生"或"骨刺形成"，就以为是得了颈椎病。

骨赘的形成是人体的一种保护性反应，其结果是重建力学平衡，也就是说，椎节不稳造成了上下椎体的异常活动，机体为了代偿这种异常活动，就会发生骨质增生、钙化和骨化，同时还有韧带的增生、肥厚和钙化等，结果使不稳的椎节达到相对的稳定。

人的颈椎间盘在20岁左右即开始退变，骨质增生也就随之开始。一般而言，骨刺的形成都有一个阶段，在这一段时间内，周围的组织可以慢慢适应这种变化，因此在相当长的时期内，人体可以和骨刺和平共处，甚至终身不发病。只有当增生的骨刺压迫、刺激到周围重要的组织结构，如脊髓、神经根或血管等，造成这些组织结构的损害，人的主观上才会感到各种不适，出现临床症状和体征。

诊断颈椎病必须同时符合3个条件。第一是影像学可见椎体、椎间盘、连接韧带等增生或变性；第二是上述组织相邻的神经、脊髓、血管受到刺激或压迫；第三是颈项部和全身产生一系列的与影像学改变相吻合的症状和体征。

因此，如果单单拍片见到颈椎肥大或骨质增生，而没有神经、血管损伤的相应症状，那就不是颈椎病，没有必要过分紧张。

钩椎关节易生骨刺吗？

钩椎关节，又称Luschka关节，存在于颈3~7椎体之间，相邻椎体间有椎间盘附着，椎体上面的侧方有嵴状隆起，称为钩突或椎体钩，与上位椎体下面侧方的斜坡相应钝面形成钩椎关节。钩椎关节由椎动脉发出的根动脉分支供应，滋养动脉进入与钩突相对的上一椎体下缘。钩椎关节囊由窦椎神经（脊膜支）支配，内有丰富的有髓及无髓纤维，其中含有交感神经纤维的脊髓返支，主要支配钩椎关节囊壁及后纵韧带。

钩椎关节的重要毗邻：后方为脊髓、脊膜支和椎体的血管，后外侧部构成椎间孔的前壁，邻接颈神经根，外侧有椎动静脉和交感神经丛。随年龄增长，椎体钩常出现骨质增生，可能压迫脊神经或椎血管。

在颈椎病患者中钩椎关节增生可达98%。退变的钩突可呈尖刺状、角块状、舌状或卷曲状，钩锥关节的过度增生可刺激神经根，并可压迫椎动脉，造成椎动脉的屈曲与狭窄，引起脑供血不足，从而出现头晕、头痛临床症状。

钩椎关节并非生来就有，它是在生长发育及退变过程中，由于颈部的生物力学需要而逐渐形成的，呈矢状位，在颈3有时呈鞍形（双峰形）。钩突与椎体上位之间形成100°左右的夹角，可限制椎体的侧方移动和椎间盘向外突出。人的颈部在活动时，相对于椎体其他部位，钩突部位承载着更多的活动应力。应力较大，则会发生代偿性增生，以加大承载面积，这就是钩椎关节易形成骨刺的原因。

国人钩突高度的平均值以颈$_5$最大，生物力学研究发现颈5的有效切应力最大，以下依次为颈6、颈4、颈3及颈7。椎间盘退变、高度降低后，钩突与上位椎体接触更为紧密，钩椎关节所受应力更为集中，增生退变也随之更为明显。钩突前方为颈长肌；外侧为横突孔，孔内通过椎动脉、静脉及包绕的交感神经丛；后外侧参与构成椎间孔前壁，有颈神经根及根动脉通过；内侧为椎间盘。这些结构联合构成钩突横突关节突复合体。当钩突增生、斜度过大、横突孔过小或关节突肥大向前突出时，均可引起血管、神经压迫，从而引发相应症状。

黄韧带和后纵韧带退变会造成什么结果？

黄韧带（ligamenta flava）是连接上下椎板之间的韧带，作用是协助围成椎管、限制脊柱过度前屈。在人体所有韧带中弹力纤维含量最高，外观呈黄色而得名。呈节段性结构，上起上位椎板前面下缘下2/3，下方附着于下位椎板上缘和背部。黄韧带前面凹陷、光滑，正中部有一裂隙，其间有少量脂肪组织，并伴有静脉通行；后中央部与棘间韧带相连；向外至关节突关节内侧缘，向外侧扩展部附着于横突根部，同时近关节处与关节囊相融合参与形成关节囊。正常情况下由于黄韧带的预张力作用，当脊椎过伸时不致发生皱褶或弯折突入椎管；黄韧带在脊椎处于最大屈曲位时可比中立位拉长35%~45%，而最大伸展位时，黄韧带则增厚，并缩短10%。而黄韧带被拉长超过70%时才会被破坏，这样黄韧带一方面可保证脊柱在正常范围内自如活动，另一方面又可在外力过大时将能量吸收，从而稳定脊柱并保护脊髓。

后纵韧带（posterior longitudinal ligament）位于椎管内椎体的后方，窄而坚韧。为脊柱的长韧带，起自枢椎并与覆盖枢椎椎体覆膜相续，下达骶骨。与椎间盘纤维环及椎体上下缘紧密连接，而与椎体结合较为疏松，有限制脊柱过度前屈的作用。其长度与前纵韧带相当，与椎体相贴部分比较狭细，但在椎间盘处较宽，后纵韧带有限制脊柱过分前屈及防止椎间盘向后脱出的作用。

黄韧带和后纵韧带退变是颈椎椎节稳定失常时的一种代偿性表现。早期韧带松弛，后期增生、肥厚，增生的黄韧带可突入椎管内，构成对脊髓的压迫；也可钙化或骨化，很多人认为黄韧带骨化实际上属于脊柱韧带骨化症的一部分。当患者颈部突然后伸时，肥厚的黄韧带形成褶皱，向前方压迫脊髓，使脊髓在前方的后纵韧带骨化灶及后方前突的黄韧带夹击下造成脊髓中央管损伤综合征，产生四肢瘫痪，且上肢症状远较下肢为严重；骨化物突入椎管对脊髓前动脉造成压迫时，可引起中央沟动脉的血供障碍，使脊髓中央部损害，也表现为脊髓中央管损伤综合征。

（1）黄韧带骨化 在颈椎较少见，而以胸椎和腰椎居多。颈椎黄韧带骨化症在临床上表现为颈椎管狭窄引起的脊髓压迫症状，患者大多以肢体疼痛、麻木起病，尤以上肢及手指麻木居多；症状加重时，可出现乏力、僵硬、精细动作障碍，伴有颈部疼痛、僵直、活动受限、酸胀等症状，部分患者可有胸部束带感；下肢肌力不同程度减退，出现行走不稳、踩棉花样感觉，严重者出现大小便功能障碍和性功能障碍。脊髓受压明显时，出现锥体束症状，如腱反射亢进，肌张力增高，髌、踝阵挛阳性，病理反射阳性，等等。

（2）颈椎后纵韧带骨化 其发生与发展一般均较缓慢，因此患者早期可不出现任何临床症状。但当骨化块增厚增宽到一定程度引起颈椎椎管狭窄时，或是病变进程较快或伴有外伤时，或后纵韧带骨化虽不严重但伴有发育性椎管狭窄症时，则可造成对脊髓或脊髓血管的压迫，因而患者多在中年以后出现症状。

项韧带钙化有什么意义？

在颈后部，从颈椎棘突尖向后扩展成三角形板状的弹性膜层，称为项韧带。项韧带常被认为与棘上韧带和颈椎棘突间韧带同源，向上附着于枕外隆凸及枕外嵴，向下达第7颈椎棘突并续于棘上韧带，是颈部肌肉附着的双层致密弹性纤维隔。呈三角形，底面向上附于枕骨，尖端向下连于棘突及下部的棘上韧带。项韧带可限制颈椎过度前屈，长期伏案工作者，由于项韧带反复持续性劳损，可出现出血、钙化或骨化。

项韧带钙化是颈部韧带钙化的一部分，可由外伤及颈椎退行性变而形成。在颈部外伤时，项韧带可与棘上韧带一并断裂，也可自棘突的附着部单独撕裂，此时可发生广泛出血，之后逐渐机化、钙化。在颈椎椎间盘及颈椎关节发生退行性变化时，则出现颈椎关节节段性失稳，椎体承受力量不均匀，并有椎体侧弯或关节突、关节移位，在相当该节段水平的项韧带可发生钙化，这可能是由于颈椎失稳时，项韧带负荷过多，受损伤的机会也增多的缘故。退变和钙化、骨化的项韧带多见于颈椎中下部，项韧带钙化、骨化是颈椎病典型的临床标志之一。项韧带和颈部肌肉参与颈椎的力学平衡作用，随着年龄的增长，颈部神经-肌肉的反应性降低，肌肉的劳损和痉挛可影响颈椎屈曲度，长期的不良屈曲可加速椎间盘及其他骨性结构的退变。

项韧带钙化后可无临床症状，往往在进行常规X线摄片或体格检查时才被发现。有些患者平时可有颈项痛症状，疼痛程度因人而异，有的主要表现为类似颈椎病症状，并伴有椎体的退行性变化，其变化节段常与项韧带钙化在同一水平，通常不伴有上肢或四肢神经症状。由急性外伤所引发的项韧带钙化，有明确的外伤、肿胀等病史，并呈现颈项部慢性钝痛。项韧带骨化时，有时可因棘突尖撕脱下来的骨折导致疼痛。

总之，项韧带的钙化并不会引起多么严重的症状，或者可以说，它的钙化是机体自我防御的一种结果，为了增加颈椎的稳定性，起到对颈椎的制动作用。但项韧带钙化是颈部韧带钙化的一部分，所以如果发现项韧带钙化，则有必要对颈椎进行进一步检查，以了解有无颈椎病的情况。

脊髓发生变性的原因有哪些？

脊髓发生变性主要有四大原因：慢性压迫、外伤、血运障碍、交感神经刺激。

（1）慢性压迫 颈椎椎管呈三角形，而脊髓呈卵圆形，故脊髓前后方向受到慢性压迫的机会较多。

（2）外伤因素　当颈椎病患者的硬膜与骨刺或后纵韧带发生粘连，根袖出现纤维化、神经根变粗或受到骨刺的箝制时，脊髓的活动度必然减少。由于脊髓的活动减少，受到磨损创伤的机会增大，轻微的外伤就有可能造成脊髓损伤。

（3）血运障碍因素　脊髓的动脉有两个来源，即椎动脉和节段性动脉。椎动脉发出的脊髓前动脉（arterior spinal artery）和脊髓后动脉（posterior spinal arteriy）在下行过程中，不断得到节段性动脉分支的增补，以保障脊髓足够的血液供应。脊髓的沟动脉或中央动脉来源于脊髓前动脉，为脊髓内动脉，进入前正中裂向纵深分布至白质前联合，供应脊髓的前2/3。脊髓前动脉每1cm约分出六条前中央动脉，每支供应范围0.4~1.2cm。脊髓后动脉分出小支直接供应脊髓的后1/3。颈椎病在脊髓前柱发生损伤较多，符合脊髓前动脉缺血所造成的结果。

（4）交感神经因素　其根本原因是椎间盘组织的退行性病变，另外，外界的多种诱发因素也可能会加剧该病的发生。年龄的增长，颈椎发生退变或因颈部软组织慢性积累性劳损，炎症刺激或压迫交感神经纤维引起一系列反射性自主神经功能紊乱的症候群。

脊髓的压迫可来自前方和后方，也可两者皆有。前方压迫以椎间盘和骨赘为主；前正中压迫可直接侵犯脊髓前中央动脉或沟动脉；前中央旁或前侧方的压迫主要侵及脊髓前角与前索，主要表现为一侧或两侧的锥体束症状；侧方和后侧方的压迫来自黄韧带、小关节等，主要表现以感觉障碍为主的症状。

脊髓的病理变化取决于致压的程度和持续时间。急性压迫可造成血管痉挛，组织充血、水肿，久之血管发生纤维变、管壁增厚甚至血栓形成，脊髓血运随之受损，灰质和白质出现萎缩，以脊髓灰质更为明显，出现变性、软化和纤维化，脊髓囊性变、空腔形成等。

椎体边缘骨刺是怎样形成的？

颈部外伤后韧带下间隙血肿形成，血肿内纤维母细胞即开始活跃，逐渐分泌胶原蛋白，渐而以肉芽组织取代血肿。如在此间隙处不断有新的撕裂及新的血肿形成，则在同一椎节可显示新老各种病变并存的镜下观。

随着血肿的机化和钙盐沉积，最后形成突向椎管或突向椎体前缘的骨赘。骨赘形成是退变与修复作用的共同结果，也是颈椎病的重要病理改变。此骨赘可因局部反复外伤、周围韧带持续牵拉和其他因素，并不断通过出血、机化、骨化或钙化而逐渐增大，质地也愈变愈硬。因此，晚期病例骨赘十分坚硬，尤以多次外伤者，可硬如象牙。

骨赘的形成可见于任何椎节，但以颈5~6、颈6~7和颈3~4最为多见。从同一椎节来看，以钩突处先发居多，次为椎体后缘及椎体前缘。

症状篇

◆ 颈型颈椎病有哪些临床表现？

◆ 脊髓型颈椎病有哪些临床表现？

◆ 神经根型颈椎病有哪些临床表现？

◆ 交感神经型颈椎病有哪些临床表现？

◆ 椎动脉型颈椎病有哪些临床表现？

◆ ……

颈型颈椎病有哪些临床表现？

颈型颈椎病也称韧带关节囊型颈椎病，是其他各型颈椎病的最初阶段，临床上极为常见，主要表现为枕颈部疼痛、颈部活动受限、颈肌僵硬等一些颈部局部症状，故又称局部型颈椎病。由于症状较轻，往往重视不够，以致反复发作而使病情加重，不少反复落枕的患者多属此型。

（1）病史　以青壮年居多；女性多见；与职业有关，多见于刺绣、缝纫、书写、绘画等长期低头工作的人。颈椎椎管狭窄者可在45岁前后发病，个别患者有颈部外伤，多在夜间或晨起时发病，有自然缓解和反复发作的倾向。每次发作若不治疗，一般3~7天能自行缓解。但持续发作数月者亦非罕见，并可向其他型转化。

（2）症状　颈后部酸、痛、胀等不适。而女性患者往往诉肩胛、肩部也有不适。患者常诉说不知把头颈放在何种位置才舒适，约半数患者颈部活动受限或强迫体位；常诉颈部易于疲劳，不能持久看书、写作和看电视等。有的感到头痛、后枕部疼痛、胸痛及上肢无力；有的患者自诉晨起后"脖子发紧""发僵"、活动不灵便或活动时颈部有响声；少数患者出现反射性的上肢疼痛、胀麻不适，但颈部活动时并不加重，无肌力下降及行走障碍。

（3）体征　患者颈部一般无歪斜，生理曲度减弱或消失，颈部肌肉痉挛有压痛，往往表现在颈椎棘突的两侧、肩胛上部分颈背部及肩胛骨的内侧部；可见棘上韧带肿胀、压痛及棘突偏突歪斜，棘突间距增大；转头试验和上臂牵拉试验阴性，无肌无力、肌萎缩表现，上下肢肌腱反射正常，无病理反射。

（4）X线片　除颈椎生理曲度变直或消失外，正位片可见相邻钩椎关节间隙不等宽，两侧应力位片上约有1/3病例椎间隙松动。少数病例可看到椎体边缘增生和项韧带钙化等表现，但也有的患者X线片上没有改变或仅有颈椎生理曲线的改变。

脊髓型颈椎病有哪些临床表现？

脊髓型颈椎病的临床表现很复杂，根据颈髓受损的部位、程度及临床表现可将脊髓型颈椎病分为中央型、锥体束型、横贯型三种类型。压迫的部位和程度不同，可出现不同的临床表现，以肢体运动障碍、感觉障碍及膀胱直肠括约肌障碍等多方面表观为主，大多没有肩、颈痛的表现。患者40~60岁多见，发病慢，大约20%有外伤史。

1.症状

（1）下肢症状　下肢症状出现早，而且较重，主要表现为缓慢进行性的双下肢麻木、发冷、疼痛、僵硬发抖、行走不稳、步态笨拙及无力等。经常打软腿，容易绊倒；有的患者有行走踩棉花感，头重脚轻，步履蹒跚；严重者下肢痉挛，行路困难，卧床不起，生活不能自理。

（2）上肢症状　出现较晚，某些较轻的或较早期的患者可能没有上肢症状，或症状被患者忽视。症状多为双侧上肢的感觉运动障碍，如：麻木、酸胀、烧灼感、疼痛发抖、无力以及活动不灵活等，甚至不能用手执笔、握筷子、端碗、系扣子等双手的精细动作。上肢的疼痛及麻木可发生在一个或多个手指、手的桡侧（拇指侧）或尺侧（小指侧）的几个手指，也有在肩部、上臂和前臂者，也可有沿神经走行方向放射的。

（3）躯干症状　胸腹部麻木、疼痛，身上如有紧带子捆绑的感觉（专业术语叫做"束带感"），以致感到胸闷憋气不适。

（4）骶神经症状　表现为尿急，一有想排尿的感觉时便急不可耐，有时排尿控制不好，甚至可以尿裤子。排尿无力、尿不尽感以及便秘等，严重者小便潴留或小便失禁。部分男性患者还可能有性功能障碍。

（5）四肢症状　可表现为单纯感觉障碍如双足小腿及双手尺侧麻木。有的短期四肢陆续出现感觉、运动障碍者，如低头长时间工作后次日即出现左手环、小指麻木，继而出现右手环、小指麻木，接着表现为双下肢麻木无力、抬腿困难、步态不稳、易摔跤。

2.体征

（1）最明显的体征是四肢肌张力升高，严重者稍一活动肢体即可诱发肌肉痉挛，下肢往往较上肢明显，下肢的症状多为双侧，但严重程度可有不同。上肢肌张力亦升高，但有时上肢的突出症状是肌无力和肌萎缩，并有根性感觉减退。而下肢肌萎缩不明显，主要表现为肌痉挛、反射亢进，出现踝阵挛和髌阵挛。

（2）皮肤的感觉平面检查常可提示脊髓真正受压的平面，而且根性神经损害的分布区域与神经干损害的区域有所不同，详细检查手部和前臂感觉区域有助于定位。而躯干的知觉障碍常左右不对称，往往难以根据躯干感觉平面来判断。

（3）四肢腱反射均可亢进，尤以下肢显著。上肢霍夫曼（Hoffmann）征阳性（从上扣指或从下弹中指而引起拇指屈曲者为阳性），或罗索利莫（Rossolimo）征阳性（快速叩击足跖的跖面引起足趾跖屈为阳性）。Hoffmann征单侧阳性更有意义，这是颈脊髓受压时的重要体征，严重时往往双侧均为阳性。下肢除腱反射亢进外，踝阵挛出现率较高，巴宾斯基（Babinski）、奥本汉姆（Oppenheim）、查多克（Chaddock）、戈登（Gordon）征亦可阳性。腹壁反射、提睾反射可减弱甚至消失。

3.影像学检查

（1）X线 侧位片多能显示颈椎生理前曲消失或变直，大多数椎体有退变，表现为前后缘骨赘形成、椎间隙变窄；伸屈侧片可显示受累节段不稳，相应平面的项韧带有时可有骨化。测量椎管矢状径，可小于13mm。由于个体差异和放大效应，测量椎管与椎体矢径比更能说明问题，小于0.75者可判断为发育性椎管狭窄。断层摄片对怀疑有后纵韧带骨化者有意义。

（2）CT 对椎体后缘骨刺、椎管矢状径的大小、后纵韧带骨化、黄韧带钙化及椎间盘突出的判断比较直观和迅速，而且能够发现椎体后缘致压物是位于正中还是有偏移。CT对于术前评价、指导手术减压有重要意义。三维CT可重建脊柱构像，可在立体水平上判断致压物的大小和方向，有条件时，应积极采用这些先进的手段。

（3）MRI 分辨能力更高，其突出的优点是能从矢状切层直接观察硬膜囊是否受压，枕颈部神经组织的畸形也可清晰显示。脊髓型颈椎病在MRI图像上常表现为脊髓前方呈弧形压迫，多平面的退变可使脊髓前缘呈波浪状。病程长者，椎管后缘也压迫硬膜囊，从而使脊髓呈串珠状。脊髓有变性者可见变性部位也即压迫最重的部位脊髓信号增强，严重者可有空洞形成，脊髓有空洞形成者往往病情严重，即使彻底减压也无法恢复正常。值得注意的是，X线片上退变最严重的部位有时不一定是脊髓压迫最严重的部位，MRI影像较X线片更准确可靠。

神经根型颈椎病有哪些临床表现？

神经根型颈椎病的症状产生同以下因素有关：髓核的突出与脱出、椎体后缘骨赘形成、后纵韧带的局限性肥厚等。但后方小关节的骨质增生、钩椎关节的骨刺形成，以及相邻三个关节的松动和移位刺激并压迫脊神经根可能是引起症状和体征的重要因素。此外，根袖处蛛网膜粘连也同神经根型的症状有关。主要表现为与脊神经根分布区相一致的感觉、运动障碍及反射变化。具体表现如下。

（1）颈部症状 视引起根性受压的原因不同而可轻重不一。主要因髓核突出所致者，由于局部窦椎神经直接遭受刺激而多伴有明显的颈部痛、椎旁肌肉压痛，及颈部立正式体位，颈椎棘突或棘突间的直接压痛或叩痛多为阳性，且这些表现尤以急性期为明显；如系单纯性钩椎关节退变及骨质增生所致者，则颈部症状较轻微甚至可无特殊发现。

（2）根性痛 最为多见，其范围与受累椎节的脊神经根分布区域相一致。此时必须将其与干性痛（主要是桡神经干尺神经干与正中神经干）和丛性痛（主要指颈丛、臂丛和腋丛）相区别。与根性痛相伴随的是该神经根分布区的其他感觉障碍，其中以手指麻木、指尖感觉过敏及皮肤感觉减退等为多见。

（3）根性肌力障碍 以前根先受压者为明显。早期肌张力增高，但很快即减弱并出现肌萎缩，其受累范围也仅局限于该脊神经根所支配的肌组，在手部以大小鱼际肌及骨间肌为明显。亦需与干性及丛性肌萎缩相区别，并应与脊髓病变所引起的肌力改变相区别，必要时可行肌电图或皮质诱发电位等检查以资鉴别。

（4）腱反射改变　即受累脊神经根所参与的反射弧出现异常。早期呈现活跃，而中、后期则减退或消失。检查时应与对侧相比较，单纯根性受累不应有病理反射，如伴有病理反射，则表示脊髓同时受累。

（5）特殊试验　凡增加脊神经根张力的牵拉性试验大多阳性，尤其是急性期及以后根受压为主者。颈椎挤压试验阳性者多见于以髓核突出、髓核脱出及椎节不稳为主的病例；而因钩椎增生所致者大多为弱阳性；因椎管内占位性病变所引起者，大多为阴性。

（6）辅助检查　X线侧位片可见颈椎生理前凸减小、变直或成"反曲线"，椎间隙变窄，病变椎节有退变，前后缘有骨刺形成；伸屈侧位片可见有椎间不稳，在病变椎节平面常见相应的项韧带骨化。CT检查可发现病变节段椎间盘侧方突出或后方骨质增生并借以判断椎管矢状径。磁共振检查也可发现椎体后方对硬膜囊有无压迫，若合并有脊髓功能损害者，尚可看到脊髓信号的改变。

交感神经型颈椎病有哪些临床表现？

交感神经型颈椎病是由于颈椎退行性病变造成颈部交感神经受刺激而出现的一种症候群，占颈椎病5%以下。交感型颈椎病的特点是患者主诉多但客观体征少，症状多种多样，概括起来不外乎两大类，即交感神经兴奋或抑制的症状。

1.交感兴奋症状

比较多见，主要包括：

（1）头部症状　如头晕或眩晕、头痛或偏头痛、头沉、枕部痛，睡眠欠佳、记忆力减退、注意力不易集中等。患者常主诉头脑不清、昏昏沉沉，有的甚至出现记忆力减退；有些患者还伴有恶心，少有呕吐。偶有因头晕而跌倒者。

（2）耳鼻喉部症状　耳鸣、耳堵、听力下降；鼻塞、"过敏性鼻炎"；咽部异物感、口干、声带疲劳等；味觉改变等。

（3）眼部症状　视物模糊，眼裂增大，瞳孔散大，眼底胀痛，眼目干涩。

（4）胃肠道症状　恶心甚至呕吐、腹胀、腹泻、消化不良、嗳气以及咽部异物感等。

（5）心血管症状　心悸、胸闷、心率变化、心律失常、血压变化等。

（6）其他　四肢发冷，局部温度下降，肢体遇冷会出现针刺样痛，继而发红疼痛；也可有血管扩张征象，如手指发红、发热、疼痛、感觉过敏等；还可有一侧肢体多汗或少汗，或可有耳鸣、耳聋、眼球震颤；闭目难立（Romberg）征，又称昂白征（闭眼，双足并拢站立不稳）阳性；还可有一侧肢体少汗，头颈、颜面或肢体麻木等现象。

以上症状往往与颈部活动有明显关系，坐位或站立时加重，卧位时减轻或消失。颈部活动多、长时间低头、在电脑前工作时间过长或劳累时明显，休息后好转。

2.交感抑制症状

表现少见，如眼睑下垂、流泪、鼻塞、心动过缓、血压下降等。

椎动脉型颈椎病有哪些临床表现？

椎动脉型颈椎病的临床表现除颈椎病的一般症状，如颈痛、后枕部痛、颈部活动受限等外，主要有椎-基底动脉供血不全的表现特点。

（1）眩晕　头颅旋转时引起眩晕发作是本病的最大特点。正常情况下，头颅旋转主要在寰枢椎之间，椎动脉在此处受挤压，如头向右旋时，右侧椎动脉血流量减少，左侧椎动脉血流量增加以代偿供血量，若一侧椎动脉受挤压血流量已经减少无代偿能力，当头转向健侧时，可引起脑部供血不足产生眩晕。询问发作时头颅的转向，一般头颅转向健侧，而病变在对侧。

眩晕可为旋转性、浮动性或摇晃性，患者感下肢发软站立不稳，有地面倾斜或地面移动的感觉。

（2）记忆力减退　约60％的病例出现此种现象，往往在手术刚结束（椎动脉减压性手术）患者即主诉"头脑清楚了"。

（3）头痛　由于椎–基底动脉供血不足，使侧支循环血管扩张引起头痛。头痛部位主要是枕部及顶枕部，也可放射至两侧颞部深处，以跳痛和胀痛多见，常伴有恶心呕吐、出汗等自主神经功能紊乱症状。

（4）猝倒　是本病的一种特殊症状。发作前并无预兆，多发生于行走或站立时，头颈部过度旋转或伸屈时可诱发，反向活动后症状消失。患者摔倒前察觉下肢突然无力而倒地，但意识清楚，视力、听力及讲话均无障碍，并能立即站起来继续活动。这种情形多系椎动脉受刺激后血管痉挛、血流量减少所致。

（5）视力障碍　患者有突然弱视或失明，持续数分钟后逐渐恢复视力，此系双侧大脑后动脉缺血所致。此外，还可有复视、眼睛闪光、冒金星、黑矇、幻视等现象。

（6）感觉障碍　面部感觉异常，口周或舌部发麻，偶有幻听或幻嗅。

（7）影像学特征　椎动脉造影可发现椎动脉有扭曲和狭窄，但一次造影无阳性发现时不能排除，因为大多数患者是一过性痉挛缺血，当无症状时，椎动脉可恢复正常口径。

另外还有自主神经功能紊乱症状，临床上以胃肠、心血管及呼吸系统症状为多。个别病例可出现瞳孔缩小、眼睑下垂及眼球内陷等。

为什么颈椎病的表现多种多样？

颈椎的解剖位置特点和颈椎病的病理改变，决定了临床上颈椎病的表现多种多样。颈椎退变压迫周围组织结构不同，最终导致患者的临床症状不同。有些患者同时有多处多种组织受压，则可伴随多种症状出现。所以，临床上基本根据患者的表现给予不同的分型。

（1）颈型　颈椎间盘退变，颈部肌肉、韧带、关节囊急性损伤，小关节错位，等等，是本型的基本病因。引起颈部局部或放射性的产生颈部酸、痛、胀、麻等不适感，大约有半数患者由此可产生颈部活动受限或被迫体位。患者一般主诉为头、颈、肩、臂部疼痛等异常感觉，并伴有相应的压痛点。

（2）神经根型　由于颈椎间盘突出、骨质增生、钩椎关节和小关节退变，对脊神经根造成刺激或压迫，在临床上出现上肢无力、手指麻木、感觉异常等症状。一般神经根型颈椎病患者具有较典型的一侧上肢麻木、疼痛的症状，而且症状的范围与颈脊神经所支配的区域相一致。椎间孔挤压试验、神经根牵拉试验阳性，棘突旁侧压痛伴患侧上肢放射痛。

（3）脊髓型　颈椎间盘突出、椎体后缘骨刺、椎体移位韧带肥厚、脊髓损伤等因素造成脊髓受压和缺血，引起脊髓传导功能障碍。它又可分为中央型和周围型两种。中央型的发病是从上肢开始，向下肢发展；周围型的发病是从下肢开始向上肢发展。此两型均又可分轻、中、重3度。脊髓型颈椎病的临床症状，主要为髓性异常感觉，运动、反射障碍，如下肢无力、抬步沉重感、跛行、腱反射亢进，甚至可出现痉挛性瘫痪、大小便失禁。

（4）椎动脉型　由于钩椎关节退变，或是椎间盘退变，颈椎总长度缩短，椎动脉与颈椎长度平衡被破坏，刺激、压迫椎动脉，造成椎动脉供血不足，从而产生偏头痛、耳鸣、眩晕、视力减退、猝倒等症状，旋颈试验阳性。

（5）交感神经型　若椎间盘退变，刺激或压迫颈部交感神经纤维，则可引起一系列交感神经反射性症状，如恶心、眼花、耳鸣、心动过速等。该型往往与椎动脉型伴发，有时很难独立诊断。

（6）食管压迫型　即为椎体前缘鸟嘴样骨刺压迫食管所致。主要临床症状有吞咽困难及声嘶等。

（7）混合型　临床上常常有上述几型的症状混合存在，这种混合存在的现象使颈椎病的临床表现更为复杂。

颈椎病患者为什么会出现一些特殊症状？

某些颈椎病患者还会出现血压升高或降低、心绞痛、心律失常、视野缩小、听力障碍、乳房疼痛等特殊症状，这些症状有时被称为"颈性血压异常""颈性心绞痛"等，使得本来就较为复杂多样的颈椎病临床表现更显得扑朔迷离。

一般而言，这些症状往往伴有颈椎病的其他症状和体征，X线片上有较为典型的颈椎病表现。症状的产生和严重程度与头颈部的活动、位置、颈椎病的轻重程度有较密切的关联；而反过来，产生这些症状的本身脏器并无器质性的异常，也无其他原因可循。例如"颈性视力障碍"，单纯眼科检查查不出原因，眼部症状与颈椎病症状相继出现，两者病情变化关系密切，眼科治疗手段无效，而这种症状与头颈部姿势改变有明确关系，在某一种特殊头位时，眼部症状和颈椎病症状可同时缓解，而其他姿势时，则可能两者均加重，按照颈椎病治疗，视力可有不同程度的改善。

颈椎病的这些特殊症状往往与颈椎病的病理改变有密切关系。血压异常往往是颈椎病所致椎－基底动脉供血不足，部分交感神经受到刺激引起；心绞痛则是因为颈椎病刺激心交感神经或支配横膈及心包的第4颈神经根受累所致；视力障碍则与颈椎病造成的自主神经功能紊乱、椎－基底动脉供血不足有关；乳房疼痛则可能为支配的神经根受累产生。

过去，这些特别症状很少被考虑为颈椎病的症状，往往仅是在颈椎病治疗过程中缓解了才被认识。近几年来，随着颈椎病的进一步研究和深入探讨，这些特别症状才不断被重视，从而避免了许多诊断、治疗上的弯路。当然，值得再次提出的是，必须与引起上述症状的其他疾病作严格的鉴别后方可结论，以防误诊、误治。

颈椎病患者手指麻木是怎么一回事？

有不少患者常以手指麻木的症状前来就诊，经过检查才发现造成手指麻木的根源是颈椎病。手指麻木为神经根型颈椎病主要症状，发病率较高，占各型颈椎病总数的60%以上，各年龄组均可见到，性别间也无显著差异。症状可伴随病程逐渐加重，可因外伤、颈部过度活动、卧姿不良等诱因反复发作。手指麻木有一定的特征性，或是桡侧（拇指、食指或合并中指），或是尺侧（小指、无名指或合并中指），或是5个手指，有时不仅指尖发麻、感觉迟钝，甚至累及前臂、上臂，同时常伴有握力降低的现象。

病理机制为颈椎椎间的髓核突出或脱出、后方小关节骨质增生、钩椎关节的骨刺形成和小关节松动与移位，均可对脊神经根造成刺激、牵拉与压迫，可导致脊神经根和周围组织的反应性水肿、根管狭窄及可能的根袖处粘连，产生手指麻木症状。这些病理变化相互影响，可使病程迁延、反复发作。在第5~6颈椎节，即第6颈脊神经根受累时，往往为前臂桡侧、拇指发麻；在第6~7颈椎节，即第7颈脊神经根受累时，可为食指、中指发麻；在第7颈~第1胸椎节，即第8颈脊神经根受累时，则可使小指、无名指有麻木感；若同时累及第5~6颈、第6~7颈、第7颈~第1胸椎节时，则可能5个手指均发麻。从解剖学来看，脊神经前根受压，易发生肌力改变，后根累及则发生感觉障碍。在神经根型颈椎病患者中，多为两者并存，即手指麻木合并握力下降。这是由于在狭小的根管内，多种组织密集，力的对冲作用和局部的无菌性炎症使得前根和后根同时受累，只是因为感觉神经纤维的敏感性较高，在症状上更早一些表现而已。

神经根型颈椎病，除手指麻木、握力下降等症状外，还可有臂部的放射痛、上肢皮肤知觉改变、臂丛牵拉试验阳性、腰反射减弱或消失、大鱼际肌或骨间肌萎缩等其他症状和体征。该型颈椎病的参考诊断标准为：①具有典型的神经根型症状（麻木、疼痛等），且其范围与颈脊神经所支配的区域相一致；②椎间孔挤压试验、神经根牵拉试验阳性，棘突旁压痛伴患侧上肢放射痛；③X线片上可显示颈椎曲度改变、椎节失稳、椎间隙变窄、病变椎体节段骨刺形成、椎间孔缩小；④痛点封闭无明显效果（诊断明确可不做此试验）；⑤临床表现与X线片上的异常所见在节段上相一致；⑥除外颈椎结核、肿瘤等颈椎骨髓其他实质性病变、胸廓出口综合征、肩周炎、网球肘、肱二头肌腱鞘炎、腕管综合征及尺神经、桡神经和正中神经受损等以上肢疼痛为主要症状的疾患。

什么样的颈椎病患者易产生眩晕症状，为什么？

与眩晕有关的颈椎病主要是椎动脉型和交感型。交感型颈椎病所致的颈性眩晕是由于交感神经兴奋导致椎－基底动脉血管收缩，引起一些后循环供血不全的临床症状，如眩晕、恶心、呕吐等。而椎动脉型颈椎病所致的颈性眩晕是由于椎动脉压迫进而引起供血不足，症状发作时可有旋转、摇晃等感觉，而且伴有眩晕的发生、发展及加重，与颈部活动势改变有直接关系，尤其是在突然转头或颈部旋转时诱发或加重，转向某一侧易导致发作，而转向对侧则能缓解症状，有人将这种眩晕称为一过性眩晕；严重的患者，甚至可以产生猝倒现象，猝倒发作前多无任何先兆，患者常处于某一体位，头颈转动时，突然感到头晕、头痛，两下肢随即发软无力跌倒在地，发作过程中无意识障碍，跌倒后可自行爬起。

颈性眩晕症状是椎动脉型颈椎病的一个主要症状，其发生率约占本型病的70%，猝倒则占5%~10%。要了解椎动脉型颈椎病为什么会发生眩晕症状，就必须从椎动脉的解剖说起。

椎动脉自锁骨下动脉发出后，分四段经枕骨大孔进入颅腔：第1段（颈段）自锁骨下动脉发出至进入横突孔之前的部分，第2段（椎骨段）为穿经颈椎横突孔的部分，第3段（枕段）自寰椎横突孔穿出至进入颅内部分，第4段（颅内段）为其进入颅腔的部分。双侧椎动脉供给大脑血流量占总数的10%~15%，供给脊髓、脊神经根等组织的血流量约占总数的90%。颈椎屈伸时对椎动脉张力影响不大，不会引起供血障碍，但在向一侧旋转和侧屈时，因增加了该侧椎动脉张力，以致供给大脑的血流量减少，此时，正常人可由另一侧椎动脉代偿，以保证大脑、脊髓、脊神经根等的正常血液供应。而椎动脉型颈椎病患者，则可能由于动力性因素、机械性因素、血管因素等原因，使患侧椎动脉的代偿能力丧失而产生眩晕。

　　动力性因素，一般为椎动脉型颈椎病早期或轻型的病因。由于椎节失稳后钩椎关节松动、变位，影响侧方上、下横突孔，刺激或压迫椎动脉引起血管痉挛、狭窄、扭曲或折曲改变。机械性因素，则是中、晚期的病因，钩椎关节骨质增生、髓核脱出等直接压迫椎动脉而产生症状。血管因素，除年龄增大后血管弹性回缩力量减弱、动脉硬化性改变及血管变异等加速病变过程的原因外，椎动脉还会因颈椎间盘退变、椎间隙变窄而造成其相对过长的问题，这一失衡可进一步产生椎动脉折曲、增粗及弯曲等改变，从而影响椎动脉血流。

　　椎动脉型颈椎病就是由于上述原因而产生的以眩晕为主的椎-基底动脉供血不足的综合征，除了眩晕、猝倒等症状外，常见的症状还有偏头痛、耳鸣、视力模糊等。由于椎动脉周围附有大量的交感神经节后纤维而同时累及自主神经系统，所以常伴发胃肠、呼吸和心血管系统功能紊乱等自主神经功能紊乱症状。

　　但是，眩晕症状并非是椎动脉型颈椎病所独有，耳鼻咽喉科、神经内科、眼科等许多疾病也可出现眩晕症状，如耳源性眩晕、脑源性眩晕、眼源性眩晕、外伤性眩晕、躯体疾病引起的眩晕及神经官能症等，加上椎动脉其余任何一段病变缺血也可引起这些症状，且许多症状又易与其他多种疾病相混淆，确诊椎动脉型颈椎病则较难。

为什么有些颈椎病患者会出现下肢症状？

　　脊髓型颈椎病常常会出现下肢无力、麻木等症状，最明显的特征是下肢无力、麻木、发紧、抬步沉重感等症状，还会逐渐出现跛行、颤抖、步态摇晃、容易跌倒等现象。脊髓型颈椎病的发病原因，主要有动力性因素、机械性因素、血管因素和先天发育因素等四个方面。

　　（1）动力性因素　椎节失稳、松动，后纵韧带膨隆、皱褶，髓核后突和黄韧带肥厚前凸等突向椎管腔而致脊髓受压，这些情况可因体位的改变而消失。

（2）机械性因素 椎体后缘骨质增生，髓核突出或脱出后形成粘连、机化，可造成对脊髓的持续性压迫，或当颈椎活动时，脊髓在凸出部位来回磨擦，均可使脊髓受压或受刺激而产生症状。

（3）血管因素 脊髓的血液供应是保持脊髓完成各种复杂活动的重要基础，一旦某些血管因遭受压迫或刺激而出现痉挛、狭窄，相应支配区缺血，产生瘫痪症状。

（4）先天发育因素 颈椎椎管矢状径先天性发育狭窄也是不容忽视的原因。

下肢症状往往是脊髓型颈椎病的主要症状和早期症状，是由上述病因对锥体束的直接压迫或局部血液供应减少、中断所致。若治疗不及时或治疗不当，有时可呈进行性加重，严重时可出现呼吸困难、大小便失禁、性功能丧失及痉挛性瘫痪等后果。当然，有部分脊髓型患者，也可由于锥体束深部被累及，而首先出现以上肢症状为主，然后才波及下肢，上肢症状主要为手的动作笨拙、细小动作失灵（穿针、写字发生困难）、手抓握功能降低、持物坠落等。同时，脊髓型还有生理反射异常、病理反射出现等体征，如上肢肱二头肌、肱三头肌、肱桡反射和下肢膝反射、跟腱反射减弱或消失（早期可亢进或活跃）；腹壁反射、提睾反射、肛门反射减弱或消失；霍夫曼征、掌颏反射及林米特征（即屈颈试验。患者直立，屈颈或伸颈片刻，即出现上肢触电样麻木，并沿躯干向下放射到小腿及足部）阳性等。

梅尼埃病与颈性眩晕有何不同？

与颈性眩晕有关的颈椎病主要是椎动脉型和交感型。交感型颈椎病所致的颈性眩晕是由于交感神经兴奋导致椎-基底动脉血管收缩，引起一些后循环供血不全的临床症状，如眩晕、恶心、呕吐等。而椎动脉型颈椎病所致的颈性眩晕是由于椎动脉压迫进而引起供血不足，常有以下特征：头晕或眩晕伴随颈部疼痛；头晕或眩晕多出现在颈部活动后；部分患者颈扭转试验阳性；颈部影像学检查异常，如颈框反屈、椎体不稳、椎间盘突出；

颈部外伤史；排除了其他原因。通常与颈椎病有关，但不一定完全由颈椎病所致。

梅尼埃综合征是膜迷路积水的一种内耳疾病。本病以突发性眩晕、耳鸣、耳聋或眼球震颤为主要临床表现，眩晕有明显的发作期和间歇期。患者多数为中年人，患者性别无明显差异，首次发作在50岁以前的患者约占65%，大多数患者单耳患病。关于病因、学说甚多，尚无定论，如变态反应、内分泌障碍、维生素缺乏及精神神经因素等引起自主神经功能紊乱，因之使血管神经功能失调，毛细血管渗透性增加，导致膜迷路积水、蜗管及球囊膨大，刺激耳蜗及前庭感受器时，引起耳鸣、耳聋、眩晕等一系列临床症状。此病不经过治疗，症状可缓解，虽可反复发作，发作时间间隔不定，间歇数天、数月、数年不等。常突然发生，开始时眩晕即达到最严重程度，头部活动及睁眼时加剧，多伴有倾倒，因剧烈旋转感、运动感而呈惊恐状态，伴有耳鸣、耳聋、恶心、呕吐、面色苍白、脉搏缓慢、血压下降和眼球震颤。每次持续数分钟至几小时不等，个别呈持续状态，连续数日。每次发作过后疲乏、思睡。间歇期平衡与听力恢复正常。多次发作后眩晕随患侧耳聋的加重反而减轻，发展到完全耳聋时眩晕也消失。

不少患者在发作前，常有耳鸣加剧、恶心头痛、心中懊恼等先兆，以上表现与椎动脉型颈椎病颇有类似之处，但一般与体位、颈部活动无关，无颈椎病的体征，X线、椎动脉造影正常，但昂白征阳性，前庭功能异常，可借此与椎动脉型颈椎病相区别。

什么是颈椎性血压异常？

颈椎病可引起血压异常改变，其中包括使血压升高或降低，临床以血压升高为多见，故称为颈性高血压。其病因主要是颈椎小关节错位或增生，导致椎动脉痉挛，椎－基底动脉供血不足，反射性地使血管运动中枢兴奋性增高，引起血压升高；或因颈部病变或颈部软组织损伤及损伤后反应性水肿，可干扰颈部的神经反射，造成血管运动中枢紊乱；颈部肌肉痉挛僵硬导致的颈曲改变，可使颈部血管、神经等软组织受到牵拉或挤压，从而影响大脑的供血，使脑组织缺氧，最终导致血压升高。颈性高血压多呈阵发性，血压波动大，每因头部位置改变而诱发或加重。常伴有失眠、健忘、眩晕、耳鸣、头痛等椎动脉型或交感神经型颈椎病的症状。由于颈椎病和高血压病皆为中老年人的常见病，故两者常常并存。

对于长期高血压，药物治疗血压控制不理想，家庭中又没有高血压家族史，症状发作有类似颈椎病特点的患者，不妨先拍摄颈椎X线片或颈椎CT片，甄别是否有颈椎病。也可根据以下特点辨别出颈性高血压。

（1）血压升高和降低与颈椎疾病发作症状同步。当患者出现颈后部疼痛、头痛或头晕等颈椎病症状时血压升高；头颈部症状缓解后，血压亦随之下降。这一特点在发病早期尤为明显；随着病程的延长，此现象逐步减低。

（2）在高血压发生之前，相当长时间内会出现低血压或血压波动的情况。患者表现出头晕、记忆力减退、全身无力等症状。

（3）自身高血压对于降压药多不敏感，而对颈椎病的治疗，效果显著。随着颈椎病情况的改善，血压基本趋于稳定。

（4）在进行24小时动态血压观察中，在牵引、手法治疗颈椎病时，患者血压可下降20~30mmHg，治疗间歇期血压又会有所升高。

（5）高血压与椎体不稳或脱位程度有关，即椎体脱位越大，高血压越严重，但与骨质增生程度不一定完全一致。因为在某种程度上，骨质增生或前纵韧带骨化增强了脊柱的稳定性，减轻了机体异常增生物对于局部神经血管的影响。

什么叫颈性吞咽困难？

颈椎病引起的吞咽困难又称颈性吞咽困难，其病理基础，主要是颈椎椎体前缘的骨刺形成。当颈椎间盘退变向前突出，造成前纵韧带及骨膜下的撕裂、出血、机化、钙化时，则最后可在颈椎椎体前缘形成骨刺。当然，因为颈椎椎体的前方为疏松结缔组织和富于弹性的食管，中间的缓冲间隙较大，所以，即使颈椎椎体前缘形成骨刺也未必一定会产生吞咽困难。但在下列情况下则容易产生：①颈椎椎体前缘骨刺过大，并超过椎体前间隙及食管本身所能承受的缓冲与代偿能力时。②骨刺生成迅速，这时即使骨刺较小，但周围的软组织来不及适应和代偿，也容易因为局部平衡失调而产生症状。③食管本身就存在炎症或其他异常情况，也容易在小体积的骨刺时产生症状。④位于比较特殊的解剖位置，如第6颈椎处，此处为隔膜部食管，与环状软骨较为固定，故较小的骨刺也可引起症状。

在吞咽困难早期，可表现为吞咽硬质食物时困难及食管后胸骨后有异常感，如烧灼、刺痛等，逐渐可影响饮食和流食的进食。吞咽困难程度可分为三度：①轻度为早期症状，表现为颈部后伸时症状出现，颈部前屈时症状消失。②中度为吞咽硬质食物时困难，但可吞咽流食和软食。③重度为仅可进水或汤。其中以中度吞咽困难较为常见，且80%伴有脊髓、脊神经根或椎动脉受压的症状。

食管压迫型颈椎病，在X线侧位片上可显示椎体前缘的骨质增生，典型者可呈鸟嘴样，好发部位为第5~6颈椎，其次为第6~7、第4~5颈椎。食管钡餐检查，可清晰显示食管受压的部位与程度。食管受压的程度除了与骨质增生的大小成正比外，还与颈椎的活动有关。颈椎前屈位时，食管处于松弛状态，钡剂容易通过；后伸位时，食管处于紧张与被拉长状态，钡剂则不容易通过。其诊断标准为：①吞咽困难，早期不易吞咽较干燥的食物，颈椎前屈时症状缓解。②X线平片显示椎体前缘骨质增生，食管钡餐显示食管受压引起痉挛或狭窄。③除外食管癌、食管炎、贲门痉挛、胃及十二指肠溃疡、食管憩室等疾患。必要时可应用纤维食管窥镜检查，但检查时颈部避免过伸位，以免发生食管穿孔或脊髓损伤。

颈椎病会影响视力吗？

由于单个或多个颈椎椎体发生解剖位置的改变或骨刺等时，对局部神经形成病理性刺激，引起视力障碍，包括视力障碍、视力模糊、视力下降、眼睛涨痛、畏光流泪、眼冒金星、睁眼乏力等症状，甚至会造成视野缩小、视力锐减等症状。这些由颈椎病引起的问题，统称为颈性视力障碍。其特点为：①眼部症状与头颈部姿势改变有明显的关系，不少人感到头部在某一特殊姿势时，眼部症状和颈椎病的症状均减轻，而另一姿势时则均加重。②多有颈椎病病史，眼部症状和颈椎病症状同时发生或相继出现，与颈椎病的病情变化关系密切。③眼科检查常查不出明显的病因，按颈椎病治疗则视力改善。颈椎病影响视力的原因可能与颈椎病造成的自主神经功能紊乱和椎–基底动脉供血不足有关。

椎–基底动脉供血不全约有40%的患者可能出现视力减退、视力模糊、短暂失明等表现，主要为大脑特定区域缺血所致。为了确定视力障碍与椎–基底动脉供血有关，应该做椎动脉检查，包括椎–基底动脉造影、椎动脉血管超声检查、核磁共振成像等，以确定椎动脉供血状况。如果能够证明患者椎动脉供血异常，则可确认视力障碍与颈椎病有关，否则不能确定视力障碍与颈椎病有关。

颈部交感神经发出的神经纤维，有一部分分布于眼部，支配眼球的运动、眼睑的张合、瞳孔的收缩和放大等。当患者患有颈椎病的时候，颈部脊髓及周围的韧带、小关节、神经根、椎动脉等受到刺激，放射性地刺激交感神经，从而造成交感神经功能紊乱和椎动脉供血不足，从而引起眼部一系列的症状和体征。对于颈椎病引起的视物不清及眼部异常，要在明确诊断的基础上积极治疗颈椎病。如果颈椎病能得到较好的治疗和控制，眼部的症状自然会缓解。单纯治疗眼部症状常常是无效的。

可见，这种视力障碍的治疗主要是治好颈椎病，治好了颈椎病，视力也就随着恢复，单纯从眼科治疗，多是无效的。

颈椎病会引起心绞痛和心律失常吗？

有不少颈椎病患者，常以心绞痛发作为首发症状。发病原因是由于颈椎骨质增生，使支配横膈和心包的神经根受到刺激，或刺激了心脏交感神经所致。此类心绞痛发作，常伴有典型的颈椎病症状和体征，如果压迫颈椎旁压痛区，可诱发心绞痛，口服心痛定、硝酸甘油等治疗心绞痛的药物无效，有时改变头部的位置或姿势可使症状减轻，而另一种位置或姿势可使之加重。因此，有的人出现心绞痛，服用医治心绞痛的药物无效时，应当进行颈部摄片，看看是否是颈椎病所致。

颈源性心绞痛临床出现由于颈椎病而引起的酷似冠心病的胸闷、心前区刺痛、心律失常等症状，故又称颈性冠心病、颈性心律失常。颈源性心绞痛不仅类似冠心病心绞痛，两者并存的现象也较为常见。心脏脊神经传入系统与心脏产生疼痛反射的关系已被阐明，心脏痛觉冲动从心下与心中神经、颈下神经节与维氏袢到达星状神经节后，由颈上第4或第5个胸交感神经节通过交感支至相应的神经节，再经脊神经后根进入颈8~胸4或胸5脊神经节，上升至大脑，产生心前区和相应脊髓分段分布的疼痛感觉。当颈椎发生病变时，不仅可累及脊神经节后根，有时也可涉及脊神经节及椎旁交感神经结构时，从而可能对冠状血管产生反射性影响。当累及椎旁交感神经节时，冠心病患者容易发作，因此有时极易误诊。

颈源性心绞痛多在夜间或晨起后缓慢发病，容易与卧位性心绞痛相混淆。卧位性心绞痛属重度劳力型心绞痛，心绞痛发作于平卧时，具有发作时必须坐起，严重者甚至需要站立的特点。有的患者仅发生于夜间平卧睡眠时，夜间第一次心绞痛发作多在午夜前，夜间可多次发作，夜间需半卧位，发作时心电图ST段明显下降。发生卧位性心绞痛前均有较长期劳力型心绞痛病史和不同程度的心脏扩大，冠状动脉造影常显示有多支冠状动脉严重阻塞性病变，这些都是颈源性心绞痛所不具备的特征。

颈椎病会造成瘫痪和大小便失禁吗？

由于颈椎病变造成脊髓、神经等的刺激和压迫，少数患者可以出现瘫痪和大小便障碍。如某些病程较长的神经根型颈椎病可以出现一侧或双侧上肢瘫痪；脊髓型颈椎病可以出现单侧或双侧下肢瘫痪或大小便障碍。这些症状是严重的，但发病率并不高，仅发生于某些特殊的病例，不是每例颈椎病患者都会造成瘫痪，只有少数患者由于外伤以及治疗不及时等，病变不断发展，才会出现上述表现。可见对此既不能掉以轻心，也用不着过分担心和忧虑，大多数颈椎病患者不会发展到如此程度，即使发生了，只要及时治疗，也可以恢复。

特别值得注意的是，个别患者在出现其他症状之前，首先出现下肢僵硬、行走不稳、走起路来头重脚轻、有如踩在棉花或海绵上行走一样，这些往往是脊髓型颈椎病的早期表现，要立刻到医院就诊，以便明确诊断，避免错过治疗时机。

颈椎病会引起乳房疼痛吗？

临床上颈椎病引起的顽固性乳房胀痛并不罕见，称为"颈性乳房胀痛"。原因是睡眠体位不正、长期劳损或外力牵拉损伤导致的颈椎退行性病变，压迫和刺激了颈神经根，导致附近的软组织痉挛、水肿、变性而发生乳房慢性胀痛。

颈源性乳房疼痛发病机制：胸前神经源于颈5至胸1，来自所有构成臂丛的颈神经有两群，分别起于外侧索及内侧索。两索的神经入胸大肌之前互相联络成袢，因此当颈5至胸1神经根因骨质增生而导致椎间隙变窄、椎小关节功能紊乱、椎间盘突出或膨出、刺激神经根或压迫神经根时，可引起胸大肌痛，酷似乳房痛。因此不难看出，症状虽表现为乳房疼痛，造成此症状的元凶却是颈椎病。

颈椎退变以及胸廓出口综合征等都可引起顽固性的乳房疼痛，多为慢性疼痛，疼痛的程度往往和颈部位置有关，并与其他颈神经根症状呈正比，多为单侧乳房疼痛。患者开始会觉得一侧乳房或胸大肌间断隐痛或刺痛，向一侧转动头部时最为明显，有时疼痛难以忍受。除乳房疼痛外，还有颈、枕、肩臂部疼痛和不适。患者往往颈部活动受限，胸大肌有触压痛，以及受累神经根支配阶段的肌力、感觉和反射的改变。X线片上常有退行性变的征象，如骨刺、椎间隙狭窄等，以第6和第7颈椎部位受累最为常见，而心电图、胸片及乳房本身无异常发现。故当有长久治疗不愈的乳房疼痛疾患时，要考虑是否患有颈椎病。

落枕是怎么一回事？

落枕是指睡眠时头离开了枕头而引起的颈背部疼痛和颈部活动障碍。较多的落枕患者是缘于睡眠姿势不良，枕头过高或过低，枕头软、硬程度不当。当颈椎长时间处于过度偏转、过屈或过伸的固定位置时，颈部一侧的肌群就会处于过度伸展状态而导致其痉挛，如果此时颈背部再受风寒侵袭，则更容易造成颈背部气血凝滞、经络痹阻，使局部肌肉强硬不和、活动欠利。西医学将这一颈部痉挛、强直、疼痛所致的头颈部转动失灵、活动障碍为主要症状的疾病，称为斜方肌综合征或颈肩背部急性纤维组织炎。

患者一般急性起病，通常临睡时尚无任何不适，但翌日晨起即感明显的颈部疼痛、僵硬，头部向患侧倾斜、下颌转向对侧，颈部活动受限，向患侧转头时则疼痛加剧。有一种特殊的颈项牵强姿势，转头时，常和身体一起转动，严重时，可波及斜方肌和提肩胛肌等背部肌肉，造成肩背部肌肉痉挛，疼痛涉及上背部和上肢；局部皮肤外观无红肿，但触及患侧肌肉有紧张、发硬和明显压痛，可在患部触摸到因肌肉痉挛而产生的条索状阳性物。

本病起病较急，但因为是单纯的肌肉痉挛，故较易恢复，轻者可3~5天内自愈；重者则有可能延续数周不愈；有的反复发作，甚于发展为颈椎病。因此，中、老年人若经常反复落枕，常为颈椎病的前驱症状，应及时就诊。为了避免反复发作，对枕头、睡眠姿势等要及时采取措施，加以调整，同时，也应避免突然的扭伤等。

诊断与鉴别诊断篇

◆ 颈椎病的压痛点有哪些？

◆ 颈椎的肌力检查如何分级？

◆ 颈椎病肌力检查的方法有哪些？

◆ 颈椎的特殊检查有哪些？

◆ 什么是霍夫曼征和巴宾斯基征？

◆ ……

颈椎病的压痛点有哪些？

颈椎病的压痛点主要在颈、肩、背等处。压痛点可以是1个，也可以是数个，可位于一侧也可双侧都有，但压痛点多集中于肩胛骨上角、肩胛骨内侧缘、斜方肌颈肩移行部，其次是椎旁和斜方肌起点，可能与颈椎前屈时，附着于这几处的肌肉韧带张力较大更容易劳损有关。而相关肌肉韧带的劳损所引发的疼痛又会限制颈椎的活动范围，严重者颈椎处于活动范围极小的强迫位，这又可使相关的肌肉韧带持续张力增高，劳损进一步加重，反过来又使颈椎活动进一步受限，如此形成恶性循环。比较常见的压痛点如下。

（1）棘突和棘突间压痛　即在上、下棘突或棘突之间凹陷处有压痛。这对颈椎病的定位关系密切，尤其是早期压痛点的位置，往往与受累椎节相一致，后期则因椎间关节周围韧带钙化、骨刺形成而不明显。

（2）椎旁压痛　即在棘突两侧1.0~1.5cm处压痛。检查时沿棘突两旁由上而下、由内及外按顺序进行，椎旁压痛点多见于下段颈椎横突与第1、第2颈椎旁，基本上沿斜方肌走行，通常反映脊神经受累。

（3）其他部位的压痛　肩部附近的压痛，表示肩部受累；锁骨上窝的压痛，多见于前斜角肌综合征；乳突和枢椎棘突之间的压痛，多提示枕大神经受累。

颈椎的肌力检查如何分级？

颈椎的肌力分级标准，目前通用的是Code六级分法。

（1）0级　肌力完全消失，无活动。

（2）I级　肌肉能收缩，关节不活动。

（3）II级　肌肉能收缩，关节稍有活动，但不能对抗肢体重力。

（4）III级　能对抗肢体重力使关节活动，但不能抗拒外界阻力。

（5）IV级　能对抗外来阻力使关节活动，但肌力较弱。

（6）Ⅴ级　肌力正常。

颈椎病肌力检查的方法有哪些？

（1）胸锁乳突肌检查方法　令患者用力转颈并略仰视，可触及该肌。

（2）斜方肌检查方法　用力耸肩、向后内收两肩，触及该肌的上下部。

（3）菱形肌检查方法　用力向后内收一侧肩胛，该肌收缩，肩胛内缘上提。

（4）前锯肌检查方法　双手用力推一物体，如斜方肌有力时，该肌正常使肩胛内缘紧贴胸壁。出现前锯肌麻痹时肩胛骨与胸壁分离，呈"翼状肩"。

（5）胸大肌检查方法　上臂高举过肩并内收，可触及该肌锁骨部；微举上臂并内收可触及该肌胸骨部。

（6）冈上肌检查方法　上臂外展，可在冈上窝触及该肌。

（7）冈下肌检查方法　屈肘90°，前臂外旋在冈下窝可触及该肌。

（8）背阔肌检查方法　肩外展至水平位再抗阻力内收，可在腋窝后触及该肌。

（9）三角肌检查方法　肩关节外展，上臂与躯干之间在15°~90°，可触及该肌。

（10）肱二头肌检查方法　前臂旋后，用力屈肘时可触及该肌。

（11）肱三头肌检查方法　托住上臂，抗阻力伸展，可触及该肌。

（12）肱桡肌检查方法　前臂置于中立位，用力屈前臂可触及该肌。

（13）桡侧伸腕肌检查方法　腕及手指伸直，用力向桡侧伸腕可触及该肌。

（14）旋后肌检查方法　前臂伸展，用力旋后。

（15）伸指总肌检查方法　用力伸展掌指关节可触及该肌。

（16）外展拇肌检查方法　拇指用力外展，可触及该肌。

（17）旋前圆肌检查方法　伸展前臂，用力旋前可触及该肌。

（18）桡侧屈腕肌检查方法　腕关节用力向桡侧屈腕可触及该肌。

（19）拇收肌检查方法　拇指置于第二指掌面，使指甲与掌面垂直，用力夹持张纸片，视其能否夹住。

（20）尺侧屈腕肌检查方法　腕和手指伸展，掌心向上，用力屈腕可触及该肌。

（21）蚓状肌检查方法　检查第一蚓状肌、骨间肌时，第二掌指关节过伸位固定，用力伸直近端指间关节。

（22）骨间肌检查方法　检查第一骨间背侧肌时，手指、掌平放，食指用力外展。第一骨间掌侧肌，手掌、手指平放，使第二指用力内收。

颈椎的特殊检查有哪些？

颈椎较常用的特殊检查包括前屈旋颈试验、椎间孔挤压试验和椎间孔分离试验、臂丛牵拉试验、旋颈试验。具体检查方法和临床意义如下。

（1）前屈旋颈试验　先让患者头颈部前屈，然后向左、右方向旋转活动，如果颈椎出现疼痛即属阳性，阳性结果一般提示颈椎小关节有退变。

（2）椎间孔挤压试验和椎间孔分离试验　椎间孔挤压试验，又称压头试验。具体操作方法为：先让患者将头向患侧倾斜，检查者左手掌心向下平放于患者头顶部，右手握拳轻轻叩击左手背部，使力量向下传递，如有神经根性损伤，则会因椎间孔的狭小而出现肢体放射疼痛或麻木等感觉，此即为椎间孔挤压试验，又称屈颈试验。与椎间孔挤压试验相反叫做椎间孔分离试验。疑有神经根性痛，可让患者端坐，检查者两手分别托住其下颌，并以胸或腹部抵住其枕部，渐渐向上牵引颈椎，以逐渐扩大椎间孔，如上肢麻木、疼痛等症状减轻或颈部出现轻松感则为阳性。神经根型颈椎病患者一般两者均为阳性。

（3）臂丛牵拉试验　患者坐位，头稍前屈并转向健侧（颈部无症状侧），检查者立于患侧，一手抵于颈侧顶部，并将其推向健侧，另一手握住患者的手腕将其牵向相反方向，如患者出现麻木或放射痛时，则为阳性，表明有神经根型颈椎病的可能。

（4）旋颈试验　又称椎动脉扭曲试验，主要用于判定椎动脉状态。具体操作方法为：患者头部略向后仰，做向左、向右旋颈动作，如出现眩晕等椎-基底动脉供血不足症状时，即为阳性。该试验有时可引起患者呕吐或猝倒，故检查者应密切观察患者，以防意外。

什么是霍夫曼征和巴宾斯基征？

霍夫曼征（Hoffmann's sign）和巴宾斯基征（Babinski sign）均为病理反射，为中枢神经系统损害后（主要是锥体束受损），对脊髓的抑制作用丧失而出现的异常反射。临床意义：①病理反射出现表示皮质运动区或锥体束的病损。②巴宾斯基征可在1岁以下的婴儿、深睡状态及昏迷者出现，往往为双侧性，也可在末梢神经疾病或肌病足屈肌麻痹、伸肌腱健全时出现。③霍夫曼征偶见于正常人，无病理意义，仅在反应强烈或双侧明显的不对称时才具有临床意义。④当一侧病理反射阳性，伴有深反射亢进、浅反射减弱或消失时，提示皮质运动区或锥体束受损。⑤病理反射阴性，而深、浅反射均减弱或消失时常提示周围神经疾病或肌病。⑥病理反射阴性、深反射正常、浅反射活跃常提示神经功能性障碍，如癔病等。

X线平片对颈椎病的诊断有什么意义？

凡有明显颈部主诉症状者，均应常规摄片检查，除了有助于对颈椎椎节状态的观察外，还可除外更为严重的肿瘤等疾患。需要强调的是，随着科学技术的发展，目前颈椎的影像学检查手段越来越多，也越来越"高级"，但是，颈椎X线片检查仍然是一项不可或缺重要的检查手段，并未过时，也无可替代。

1.颈椎X线正位片

可以观察各椎体有无先天融合或半椎体等畸形；椎体有无病变、骨折及移位等情况，如有脱位注意脱位的程度与方向；椎间隙有无变窄及其狭窄的程度；双侧钩突有无增生及其他异常；棘突是否居中，排列有无异常或侧弯，小关节是否交锁，如有，是完全性或部分性；第7颈椎双侧横突是否过长，有无颈肋形成。涉及上颈段之X线平片尚应注意寰枢关节的对位情况、边缘骨质有无增生及偏斜，并注意观察齿状突有无骨折、变位或缺如。

2.颈椎X线侧位片

（1）颈椎曲线　正常情况下为自然平滑的前凸弧线。异常情况可出现生理前凸消失或向后方凸起，多见于颈型或根型颈椎病，尤以急性期为甚，同时应注意由于椎体间关节松动所致的椎体间关节变位。

（2）椎体前阴影　在正常情况下，椎体前方与咽喉及食管后壁之间形成的椎体前间隙，在侧位片上清晰可见。颈4、颈5以上椎体前阴影的矢状径不超过4mm，颈5以下则不超过13mm。当患者发生颈椎骨折、脱位等损伤时，此阴影明显增宽，这与椎前软组织的出血和肿胀有关。对某些骨骼无异常所见的颈椎过伸性损伤，此阴影增宽尤其有助于诊断。

（3）骨关节畸形　以椎体先天性融合为多见，可直接导致颈椎退行性变。枕颈部如有畸形，则易引起上颈椎不稳定。

（4）椎间隙改变　正常情况下，椎体前缘椎间隙间距平均为（3.8±0.5）mm，后缘间距为（1.9±0.28）mm。如发生髓核退变，在早期由于韧带松动可显示椎间隙前方反而增宽，但此后即变窄，并随着病变的进展而日益明显，椎间隙愈窄，根管也随之变窄。

（5）骨赘　椎体靠近椎间隙前后缘可出现骨赘，以颈4/5、颈5/6和颈6/7处多发。在椎骨处于同一矢状径情况下，骨赘之大小与病情轻重呈正比，以唇状多见。

（6）测量椎体与椎管矢状径　分别测量椎体与椎管之矢状径，判定有无椎管狭窄，这与颈椎病的发病关系密切。椎体矢状径：自椎体前线中点至椎体后缘连线的垂直线。其大小视椎节不同而异，正常人在颈4~颈7段为18~22mm。椎管矢状径：为椎体后缘中点到椎板连线中点的最短距离。正常人颈4~颈7为15~18mm，而颈1~颈7段明显为宽，为17~22mm。计算两者比值：判定椎管狭窄与否可采用以下两种方法。一是绝对值法，即小于

10mm者为绝对狭窄，10.1~12mm者为相对狭窄，12.1~14mm者为临界椎管，大于14mm属正常范围。该方法应用方便，但由于人体身材的差异和X线片放大系数不一而欠理想。故亦可采取第二种方法，即比值法，其公式如下：颈椎椎管矢状径（mm）/颈椎椎体矢状径（mm）=椎管比值。两者正常之比值应在0.75以上，低于0.75者则为椎管狭窄，此法简便易行。

3.颈X线斜位片

颈椎斜位片分左右面方向分别拍摄。在斜位片上，一方面，其可用以观察椎间孔的矢径、高度及钩椎关节的增生情况，正常人颈4~颈7椎间孔的矢状径平均为（6.5±1.0）mm，当钩椎关节处有骨质增生时则此孔变窄；另一方面，颈椎斜位片上可以清晰地显示椎弓根状态，尤其是骨折时，例如常见的Hangman骨折，又称枢椎椎弓骨折等。此外，尚可明确颈椎小关节状态，包括小关节的退变、增生、骨折与交锁等。

4.颈椎X线动力位片

临床上我们发现椎节不稳定者十分多见，除了外伤病例外，更多见于椎节退变早期及中期。选择动力性侧位片可以清晰地显示由于颈椎病或因其他原因所引起的椎节不稳定者，从而有助于对患者当前病理解剖及病理生理状态的判定。

5.颈椎X线开口位片

颈椎开口位X线枕颈段摄片主要是观察在颅底与上颈椎处有无畸形、炎症、损伤和肿瘤等。

颈椎CT扫描检查对诊断颈椎病有何意义？

颈椎CT对颈椎髓核突（脱）出症、骨刺和后纵韧带骨化等的观察较有优势。在用于颈椎病诊断时，可以确切地判定椎体与椎管矢状径的大小；有利于判定骨刺的大小与部位；观测后纵韧带钙化的范围；观察脊髓在椎管内的位置、形态及其与周围的关系，尤其是与致压物之间的距离和关系。可除外及判定骨质本身的破坏性病变，如同时配合脊髓造影则更为清晰。

（1）颈椎间盘CT扫描　需从颈2~颈3或颈7~胸1逐一扫描各椎间盘，扫描线平行于每一椎间盘平面，常规需从上一椎体椎弓根下缘扫至下一椎体的椎弓根上缘，常用薄层连续或间断扫描，层厚为1.53mm，层距为1.5~2mm。某些患者在扫描完成后，需行图像重建来显示较复杂的颈椎结构改变，常采用矢状位、冠状位和任一感兴趣位置重建轴位像，观察轴位扫描图像所不能提供的信息，重建层面越多，层厚、层距越小，其重建图像的分辨率越高。图像重建技术常用于观察了解椎管狭窄和脊柱滑脱程度等方面。

（2）CT增强扫描　静脉造影后CT检查技术是为了显示颈椎正常血管结构及多血管病变情况，可行静脉内造影增强检查。通常在行颈椎CT平扫后再行增强扫描，以便更好地制定增强扫描计划。

（3）脊髓造影后CT检查技术（CTM）　是诊断颈椎间盘突出和颈椎管狭窄的"金标准"。CTM由于在椎管内引入造影剂，在椎间盘CT扫描检查时就可很好地显示出突出的椎间盘和椎体边缘的骨赘，并可准确地观察脊髓本身情况和受压程度及有无椎管狭窄。应用延迟CTM可以检出病理情况所导致的造影剂梗阻点以上的蛛网膜下隙的状况和脊髓内的异常改变，从而可发现椎管内占位性病变的范围及颈椎退变性疾病所导致的脊髓的变性改变（包括脊髓退变性囊肿和脊髓瘘管形成）。

颈椎MRI检查对于颈椎病诊断有何重要性？

MRI又称磁共振成像，是一种安全无痛的检查方法。它的原理，是利用强磁体所产生的射电波和能量来产生人体的图像。一般而言，颈椎MRI检查对每一位患者按不同条件的设置有不同的检查序列，常用的检查序列有T1，T2和STIR序列。颈椎的MRI检查有助于诊断：颈椎骨与软组织肿瘤、椎间盘膨出和椎间盘突出、动脉瘤和其他血管疾患、其他软组织疾患、骨骼异常和关节疾病等。对疑似颈椎病患者进行MRI检查，不但可以清晰地显示神经致压的部位、程度和范围，更可以了解脊髓神经致压后的改变，如局部水肿、变性等，为决定具体治疗方案提供有力的依据。在退变的早期，椎间盘仅仅表现为水分减少，并无形态学异常，此时，X线平片和CT

检查通常没有异常发现，但MRI可以通过不同检查的序列的信号改变，精确地反映出椎间盘的早期退变，如髓核脱水、椎间盘裂隙，以及椎间盘局部膨出与突出和脊髓神经的关系等。MRI检查，由于对软组织滑膜、血管、神经、肌肉、肌腱、韧带和透明软骨的分辨率高，而且与CT检查的高强度射线相比，对人体基本不产生损害，因而对颈椎病的诊断具有十分重要的意义，并成为颈椎病诊断中首选的神经影像学检查手段。

颈椎椎管造影有何意义？

颈椎椎管造影有助于椎管及椎管内各种疾病的诊断与鉴别诊断。但是由于椎管穿刺本身可引起一系列问题，造影剂亦会出现各种反应。正常情况下，造影剂可自然通过颈段，正位与侧位片上除椎节处有均匀之生理性隆凸（不超过2mm）外，未见任何压迹及充盈缺损，硬膜囊内径在正常范围。如果患者有以下疾患，可表现为各种各样的异常影像特点。

（1）椎管内肿瘤　根据肿瘤位置不同，造影片上特征各异。按其发生率分述如下：①硬膜内、髓外肿瘤：主要为神经鞘瘤和脊膜瘤。其特点如下：梗阻视肿瘤的大小而引起完全梗阻或不全性梗阻，以前者为多，造影片上出现"杯口"样压迹，杯口的宽度与深度视压迫程度不同而异；脊髓移位视肿瘤发生部位不同，脊髓被挤向一侧相应的部位。如果造影剂太多或是肿瘤较小，或是肿瘤过大则可将脊髓移位现象遮盖。②硬膜外肿瘤：多为转移瘤或来自于椎骨上的肿瘤。特点如下：硬膜囊移位，由于肿瘤位于硬膜外，而硬膜囊本身具有一定张力，因此肿瘤不易将整个脊髓推向一侧，而仅能使硬膜囊较广泛地移位。故于造影片上显示蛛网膜下隙外缘同椎弓根内缘之间距离增大，多在2~3mm以上，呈梳齿状阴影；在蛛网膜下隙完全梗阻时出现，也可出现平截面和双峰状阴影。③髓内肿瘤：以胶质瘤居多。特点如下：梭形充盈缺损，在早、中期，当肿瘤引起梭形膨大时，可于造影剂柱中出现梭形充盈缺损，其边缘或光滑，或欠整齐；造影剂分流征，当肿瘤增大至椎管完全阻塞，则于梗阻的两端出现造影剂分流现象。

（2）髓核突出　在颈段较为多见，有中央型与侧方型之分，后者又可分为中央旁型、侧后型及外侧型。其影像特点如下：①压迹与充盈缺损均位于椎间隙处。②侧位片上所显示之压迹大小与病变相一致，一般多超过2~3mm以上，严重者可占据椎管矢状径一半以上。③正位片上所显示之充盈缺损视致压物部位不同而异。位于后缘正中之中央型者，则可于椎管正中显示出一扁圆形透亮区；而侧型致压物则使透亮区偏向一侧，其偏离的范围视其类型而异。但如造影剂较多，或是椎管矢径较宽，或是突出物较小，则此充盈缺损区可能不出现。④视病变椎节之多少，可单发或多发，以颈4~颈5、颈5~颈6和颈6~颈7为多见。

（3）以骨刺形成为特点的颈椎病　由于病程较长，因而以多节段者为常见，且多伴有后方小关节损伤性关节炎。因而其特点为：①具有与前者相似之压迹与充盈缺损特点。②侧位片上脊髓腔呈竹节状之分段性狭窄，狭窄区位于椎间隙处，前方系增生的骨刺所致，后方则由于小关节退变及黄韧带肥厚等引起。③正位片上呈现连续数节的扁圆形透亮区，典型者是中间的一节明显，上下两侧逐渐变小。④多伴有椎管狭窄症。

（4）脊髓血管畸形　多见于背侧，故造影时宜取仰卧位，胸段最多，颈段亦可发生。于造影片上显示粗大的蚯蚓状阴影，粗细不一，有时可呈团状。

（5）粘连性蛛网膜炎　造影本身就易引起本病，其他多因椎管穿刺、药物注射等所致，椎管或根管长时间受压亦可引起。在造影X线片上主要显示有烛泪状缺损影像，多散在两侧神经根管处。如以往曾用碘油造影，则于X线片上即可显示散在的烛泪状阴影。

应该指出，由于神经影像学技术的不断进步，无创的MRI和CT检查有逐渐取代传统椎管造影检查的趋势。仅在那些由于各种原因无法进行MRI等检查的患者，才考虑进行椎管造影。

颈椎椎管造影的适应证和禁忌证是什么？

（1）颈椎椎管造影的适应证　①辅助诊断：对有脊髓受压症状，但难以确诊，需进一步检查者；或为明确其受压部位、程度与范围者。②鉴别诊断：为除外椎管内肿瘤、先天畸形（脊膜膨出或脊髓膨出等）或蛛网膜炎等。③疗效观察：判定各种疗法于治疗后的客观指标。

（2）颈椎椎管造影禁忌证　①局部皮肤有疖、痤疮等感染病灶。②对碘过敏者（但可酌情改用气体造影剂）。③肢体有痉挛症状或癫痫发作者。④椎管内有出血性病变及炎症者。⑤伴有新鲜脊柱骨折或骨质破坏严重者。

椎动脉造影的适应证和并发症是什么？

（1）椎动脉造影的适应证　①诊断与鉴别诊断：对椎动脉型颈椎病的诊断主要根据其临床特点，但最后确诊需要依据椎动脉造影，以便与血管本身疾患等相鉴别。②肿瘤波及椎动脉时，可判定瘤体是否压迫椎动脉及其程度。③椎动脉减压术手术前后的必要检查，既可确诊又可确定施术的部位与范围，在患者同意前提下，亦可做术后对比观察。

（2）椎动脉造影的并发症　①导管插入失败：可因多种原因，包括血管变异、导管选择不当、患者不能合作等均可使导管无法进入预想部位。如勉强操作则有造成误伤、导管折断及其他意外之可能，因此应终止操作。②脊髓损伤：轻者引起感觉及运动障碍，重者可出现完全性瘫痪，必须高度重视。一旦出现明显的脊髓反应，必须果断地终止造影，将导管拔出，快速缝合切口。临床研究表明，神经系统的并发症与脑脊液中含有高浓度碘有直接关系，因此应按每次 10mL 之容量，用生理盐水稀释脑脊液，以争取较快地降低脑脊液中碘的含量与浓度。采用头高位，既有利于引流，又可使比重较高的碘离子流向下方以降低对脊髓上段的刺激。对症处理：对痉挛患者采用地西泮等镇静剂，必要时给予冬眠药物。③造影剂过敏：按药物过敏常规处理。④穿刺处出现症状：穿刺处出现血肿、感染、血管栓塞等。

肌电图检查的作用是什么？

肌电图检查有助于判定对神经肌肉病和周围神经损伤的诊断及疗效，亦有助于对上神经元或下神经元病变的鉴别诊断。用肌电图观察并记录肌肉在静止状态、主动收缩和刺激周围神经时的电活动，同时也可用其测量周围神经的传导速度。临床价值包括：

（1）判定根性损害　当骨折碎片、椎体位移、骨赘或椎间盘，或粘连性束带对脊神经根形成压迫后，可出现部分性损害，此时可出现多种电位。根据以下不同电位所示，既可判定脊神经根是否受损，又可判定其受损程度。①震颤电位：当肌肉松弛时可出现震颤电位。②低电压：肌肉收缩时多为正常动作电位，但多是低电压。③干扰相：当肌肉强烈收缩时，可出现单纯相或干扰相。④异常电位：当神经根受到严重损伤，或是长期受压，致使所支配的肌肉完全失去控制，则可能出现各种异常电位，甚至电静息状态。

（2）判定周围神经的损伤与恢复情况　无论周围神经属于何种性质的损伤，例如：切割、牵拉、挫伤、压迫，甚至产伤，都可利用肌电图检查协助确诊，并判断损伤的程度。神经损伤后一般2~3周后，相应的肌肉才出现病理性肌电图，因此，过早做此检查并无意义。但神经的再生过程，从肌电图中能较早观察到肌电变化。临床见到肌收缩要在神经恢复支配功能之后，而新生轴突长入肌肉终板后即能发生电位改变，因此，肌电图的改变早于临床。

（3）有助于与其他疾患鉴别　根据波型改变不仅可区别肌源性萎缩与神经元性萎缩，而且可根据其用力收缩时电位波幅的高低及是否有肌肉不同点动作电位的同时性，来判定是属于周围神经性（其波幅正常或减低，动作电位的同时性少见）或中枢性（波幅增高，常出现动作电位的同时性）。此外，还可根据神经根性损害的范围推断是单纯性或包括多节神经根的脊髓段性损害，前者波及范围多为单根，而后者则为多节段。

脑血流图检查对颈椎病诊断有何价值？

脑血流图检查主要用于对颈椎病患者的椎动脉功能状态判定与鉴别诊断，但其数据误差较大，因此，仅具有参考价值。脑血流图是采用频率为10~40HZ（千周/s）的微弱交流电，通过置于头部的两个电极射入脑部，由于颅内血管搏动及血容量改变时高频电流的电阻抗或导电性变化，经过电桥转换，将极微小的电压信号传至放大器，再用脑电图或心电图仪描述下来与脉搏相似的曲线波，称之为脑电阻图或脑阻抗图，其与血管搏动时的血流量变化有关，故当前均称为脑血流图。由于血液的电阻抗小于头部其他组织（脑脊液除外），当心脏收缩引起头部血管舒张，以致血流量增多时，整个头部组织的导电性增加，阻抗略微变小，而心脏舒张期中，由于头部血管收缩，血容量减小，阻抗力增加。尽管这个变化甚为微小，仅有0.05%左右，但通过放大，仍可对其观察与记录。

正常的脑血流图是呈现与脉搏相一致的脉搏波曲线，与其年龄、性别及机体状态有着明显的差异。各部正常值各人报道差距较大，因其受多种因素影响，尤其是各家所用仪器条件不一，因此，每个单位均应选一批正常人描记后作为正常标准差。

根据上述情况，本检查只能作为临床参考。笔者认为，对怀疑椎动脉供血不全者，可双侧同时加以描述，双仰波幅差超过50%者方有参考价值，而临床确诊仍需依据临床症状及椎动脉造影。

颈椎病的诊断标准与各型颈椎病的诊断依据是什么？

颈椎病的定义在本书第一条就明确述及。颈椎病是因颈椎椎节退变所致，而退变又受制于年龄，其发生率及程度随年龄增加而日益增多，并严重化。但颈椎退变，并不等于颈椎病。

（1）颈椎病的诊断标准　①临床表现与影像学所见相符合者，可以确诊。②具有典型颈椎病临床表现，而影像学所见正常者，应注意除外其他疾患后方可诊断颈椎病。③仅有影像学表现异常，而无颈椎病临床症状者，不应诊断颈椎病。

（2）颈型颈椎病的诊断依据　①主诉为颈、肩及枕部疼痛等感觉异常，并伴有相应的压痛点及颈部呈僵直状。②X线片上显示颈椎曲度改变，颈椎侧位动力性片上可显示椎体间关节不稳与松动；MRI显示椎间盘变性或后突征。③除外其他疾患，主要是除外颈部扭伤、肩关节周围炎、风湿性肌纤维织炎、神经衰弱及其他非因颈椎间盘退变所致的颈、肩部疼痛。

（3）神经根型颈椎病的诊断依据　①具有较典型的根性症状（麻木、疼痛且其范围与颈脊神经所支配的区域相一致）。②压颈试验与上肢牵拉试验多为阳性，痛点封闭无显效，但诊断明确者勿需做此试验。③X线片可显示颈椎曲度改变、椎节不稳及骨刺形成等异常所见；MRI成像技术可清晰地显示局部的病理解剖状态，包括髓核的突出与脱出、脊神经根受累的部位与程度等。④临床表现与影像学上的异常所见在节段上一致。⑤除外颈椎骨骼实质性病变（结核、肿瘤等），胸腔出口综合征，腕管症候群，尺神经、桡神经和正中神经受损伤，肩关节周围炎，网球肘及肱二头肌腱鞘炎等。

（4）脊髓型颈椎病的主要诊断依据　①临床上出现脊髓损害的表现。②影像学检查显示椎管矢状径狭窄、椎节不稳（梯形变）、骨质增生（骨刺形成）、硬膜囊受压及脊髓信号异常等。③除外其他疾患，包括肌萎缩性脊髓侧索硬化症、脊髓空洞症等。但需注意两种以上疾患共存之病例，临床上常可发现。

（5）椎动脉型颈椎病的诊断依据　①曾有猝倒发作，并伴有颈性眩晕。②旋颈诱发试验阳性。③X线片显示椎体间关节失稳或钩椎关节骨质增生。④常伴有明显之交感神经症状。⑤除外眼源性和耳源性眩晕。⑥除外椎动脉第1段（进入第6颈椎横突孔以前之椎动脉）受压所引起的基底动脉供血不全。⑦除外神经官能症与颅内肿瘤等。⑧手术前需行磁共振椎动脉造影（MRA）、数字减影椎动脉造影（DSA）或椎动脉造影。

临床上如何进行颈神经根病变的定位诊断?

临床上,每支神经根的病变后,感觉运动和反射的改变均不同,这与神经根支配的感觉区和肌群有关,其中,以感觉分布区对神经根定位的价值最大。通过对四肢及躯干之感觉、运动及反射进行全面有序的检查,有助于对颈神经根病变的定位诊断。

(1)颈1脊神经　单独受损机会较少,当其受损时,主要表现为头颈向患侧转动(一侧性损伤)或不停地向两侧转动,呈旋转性抽搐(双侧受损)。

(2)颈2脊神经　受累时主要表现为后头部的剧烈疼痛,并以发作性居多,尤以头颈运动时更为剧烈。因此,当发作时,患者恐惧头部活动,并使头颈向侧后方倾斜。该神经的压痛点,位于乳突–枕骨粗隆连线内1/3处(即枕大神经走行处)。

(3)颈3脊神经　从颈2~颈3椎间孔由椎管走出,并分为前支和后支。其前支参与颈丛的组成。后支分为内侧支与外侧支,其内侧支支配颈部肌群,属运动神经;外侧支为感觉支,其沿枕大神经内侧走行,分布于枕部皮肤。

(4)颈4脊神经　走行和分支与前者相似,分为前支与后支。前支参与颈丛。后支分为外侧支和内侧支,外侧支分布至背部长肌的深部和浅部,司运动,运动障碍区在颈项肌及冈上肌;内侧支司感觉,其受累时感觉障碍区在枕外隆突附近的皮肤。

(5)颈5脊神经　走行和分支与前者相似。感觉障碍在上臂外侧,具有定位意义的是三角肌侧方一块皮肤范围;运动障碍主要累及三角肌,其次为肱二头肌,其他肌群如冈上肌、冈下肌、肱桡肌等均可波及,但无定位意义。反射改变主要为肱二头肌反射,早期活跃,后期减弱。该神经受累在临床上最为多见。

(6)颈6脊神经　其受累在临床上最为多见。该神经亦分为前支与后支,前支构成臂丛;后支又分为外侧支(司运动)和内侧支(司运动感觉)。感觉障碍为前臂外侧及拇指、食指(肌皮神经);运动障碍为桡侧伸腕肌，其次为肱二头肌及前臂旋转肌群等。反射改变以肱桡反射为主，其次为肱二头肌反射；反射异常呈现早期活跃，中、后期减弱或消失。该神经受累率与前者相似，临床上亦最多见。

（7）颈7脊神经 感觉障碍主要为中指，但此区尚同时受颈6与颈8脊神经的影响；运动障碍主要为伸腕、伸指肌群及肱三头肌，其次为桡侧屈腕肌。反射改变主要为肱三头肌反射。

（8）颈8脊神经 受累发生率仅次于前二者。其感觉改变主要为小指及无名指和前臂尺侧皮肤；运动障碍主要是手部小肌肉，由正中神经和尺神经所支配的屈指浅肌、屈指深肌和蚓状肌。反射无影响。

神经根型颈椎病常须与哪些疾病鉴别？

神经根型颈椎病需要与颈椎骨骼实质性病变（结核、肿瘤等）、胸腔出口综合征、腕管症候群、尺神经、桡神经和正中神经受损伤、肩关节周围炎、网球肘及肱二头肌腱鞘炎等相鉴别。

（1）尺神经炎 以高龄及肘部陈旧性损伤者为多见，其中伴有肘关节外翻患者发病率更高，本病易与颈8脊神经受累相混淆。鉴别要点包括：①肘后尺神经沟压痛位于肘关节后内侧的尺神经沟处，多有较明显之压痛，且可触及条索状变性之尺神经。②感觉障碍分布区较颈8脊神经分布区为小，尺侧前臂处多不波及。③尺神经严重受累时，常呈典型的"爪形手"，主要原因为骨间肌受累。④X线片显示颈椎多为正常，但肘关节部摄片，尤其是伴有畸形者可能有阳性所见。

（2）正中神经受损 鉴别要点包括：①感觉障碍分布区主要为背侧指端及掌侧1~3指处，而前臂部则多不波及。②手部肌力减弱，外观呈"猿状手"，原因是大鱼际肌萎缩所致。③可出现自主神经功能紊乱症状。因正中神经中混有大量交感神经纤维，因此，手部血管、毛囊等多处于异常状态，表现为潮红、多汗等，且其疼痛常呈现"灼痛感"样。④反射多无影响。而当颈7脊神经受累时，肱三头肌反射可减弱或消失。

（3）桡神经受损　鉴别要点包括：①垂腕症，为桡神经受损所特有症状，主要因伸腕肌及伸指肌失去支配所致。高位桡神经受累者，伸肘功能亦受影响。②障碍区主要表现为除指端外之手背侧（第1~3指）及前臂背侧，而第1、2指掌侧不应有障碍。③反射多无明显改变，而颈6神经受累者则肱二头肌与肱三头肌反射均减弱或消失（早期亢进）。④还可参考病史、局部检查及X线片所见等。

（4）胸廓出口综合征　胸廓出口综合征（TOS），又称胸腔出口狭窄症，是由于前斜角肌挛缩、炎性刺激而使颈脊神经前支受累以致引起上肢症状，多以感觉障碍为主，并可引起手部肌肉萎缩及肌力减弱等。本病主要包括以下3种类型，即前斜角肌综合征、颈肋（或第7颈椎突过长）综合征和肋锁综合征。此三者虽有区别，但均具有相似的特点，并以此与根型颈椎病相鉴别。①臂丛神经受累临床常表现为：自上臂之尺侧，向下延及前臂和手部尺侧的感觉障碍，以及尺侧屈腕肌、屈指浅肌和骨间肌受累。②出现胸腔出口局部体征，患侧锁骨上窝处多呈饱满状，检查时可触及条状之前斜角肌或骨性颈肋，用拇指向深部加压时（或让患者做深吸气运动），可诱发或加剧症状。③艾迪森（Adson）征多为阳性。即让患者端坐，头略向后仰，深吸气后屏住呼吸，将头转向患侧，检查者一手抵住患者下颌，略给阻力，另一手摸着患侧桡动脉，如脉搏减弱或消失，则为阳性，此为本病的特殊试验。④其他包括影像学改变等，患本病时X线片多有阳性所见，必要时进行CT扫描或MRI检查等，均有助于二者之鉴别。此外，本病压颈试验阴性，棘突及颈椎旁多无压痛及其他体征。

颈型颈椎病须与哪些疾病鉴别？

颈型颈椎病需要与颈部扭伤、肩周炎等相鉴别，具体的鉴别要点如下。

（1）颈部扭伤　俗称落枕，系颈部肌肉扭伤所致。其发病与颈型颈椎病相似，多系睡眠中体位不良所致。主要鉴别在于：①压痛点不同：颈型颈椎病压痛点见于棘突部，程度也较强；颈部扭伤压痛点在损伤肌肉，急性期疼痛剧烈，压之难以忍受。②扭伤者可触摸到条索状压痛肌肉，而颈椎病只有轻度肌紧张。③牵引反应：对颈部进行牵引时，颈型颈椎病者其症状多可缓解，而落枕者疼痛加剧。④对封闭反应：用奴夫卡因做封闭，颈椎病对封闭疗法无显效，而落枕者其症状在封闭后消失或缓解。

（2）肩周炎　多见50岁前后发病，好发年龄与颈椎病相似，且多伴有颈部受牵症状，两者易混淆。其鉴别点在于：①肩周炎有肩关节活动障碍，上肢常不能上举和外展；而颈椎病一般不影响肩关节活动。②疼痛部位不同：肩周炎疼痛部位在肩关节；而颈型者多以棘突为中心。③X线表现：肩周炎患者多为普通的退变征象；而颈椎病患者生理弧度消失，且有颈椎不稳，有时两者不易区别。④肩周炎对封闭疗法有效，而颈型颈椎病无效。

脊髓型颈椎病须与哪些疾病鉴别？

脊髓型颈椎病须与脊髓肿瘤、肌萎缩型侧索硬化症、脊髓空洞症、后纵韧带骨化症和颈椎过伸伤等相鉴别。各种疾患的鉴别要点如下。

（1）脊髓肿瘤　可同时出现感觉障碍和运动障碍，病情呈进行性加重，对非手术治疗无效。应用磁共振成像可鉴别两者，脊髓造影显倒杯状阴影；脑脊液检查可见蛋白含量升高。

（2）肌萎缩型侧索硬化症　以上肢为主的四肢瘫痪是其主要特征，易与脊髓型颈椎病相混淆。目前尚无有效疗法，预后差。本病发病年龄较脊髓型颈椎病早10年左右，且少有感觉障碍，其发病速度快，很少伴随自主神经症状；而颈椎病病程缓慢，多有自主神经功能紊乱症状。另外，侧索硬化症的肌萎缩范围较颈椎病广泛，可发展至肩关节以上。

（3）脊髓空洞症　多见于青壮年，病程缓慢，早期影响上肢，呈节段性分节。其感觉障碍以温、痛觉丧失为主，而触觉及深感觉则基本正常，此现象称感觉分离；而颈椎病无此征。由于温、痛觉丧失，可发现皮肤增厚、溃疡及关节可因神经保护机制的丧失而损害，即夏科关节。通过CT及磁共振成像，可以发现两者的差异。

（4）后纵韧带骨化症　可出现与颈椎病相同的症状和体征。但侧位X线片可发现椎体后缘有线状或点线状骨化影，CT可显示其断面形状和压迫程度。

（5）颈椎过伸伤　是颈椎外伤中的一种，在临床上易同颈椎病基础上遭受过屈暴力后脊髓前中央动脉综合征相混淆。其鉴别如下：①损伤机制不同：过伸伤可发生于高速行驶车辆急刹车时，头颈呈挥鞭样损伤，也可发生于跌伤时面额部的撞击伤。过伸伤的病理特点是脊髓中央管周围的损害；脊髓前动脉综合征是颈椎过屈运动时，突出的椎间盘或椎体后缘骨赘压迫血管，出现脊髓的供血不全症状。②临床表现不同：过伸伤最先累及上肢的神经传导束，故上肢症状明显，表现为上肢重下肢轻，感觉障碍明显，表现为感觉分离现象；而前脊髓动脉综合征则是下肢重于上肢，且感觉障碍较轻。③X线表现不同：过伸伤可见脊椎间隙前方增宽，椎前阴影增厚；颈椎病表现为椎管狭窄，颈椎退变重，骨刺广泛形成。

椎动脉型颈椎病须与哪些疾病鉴别？

椎动脉型颈椎病须与耳源性眩晕、眼源性眩晕、颅内肿瘤、内耳药物中毒、神经官能症、锁骨下动脉缺血综合征等相鉴别。具体的鉴别要点如下。

（1）耳源性眩晕　系内耳淋巴回流受阻引起。本病有三大临床特点：发作性眩晕、耳鸣、感应性进行性耳聋。而颈性眩晕症同头颈转动有关，耳鸣程度轻。

（2）眼源性眩晕　可伴有明显屈光不正，眼睛闭上后眩晕可缓解。

（3）颅内肿瘤　第四脑室或颅后凹肿瘤可直接压迫前庭神经及其中枢，患者转头时也可突发眩晕；颅内肿瘤还可并发头痛、呕吐等颅内压增高征，血压可升高。头颅CT扫描可鉴别。

（4）内耳药物中毒　链霉素对内耳前庭毒性大，多在用药后2~4周出现眩晕症，除眩晕外还可出现耳蜗症状、平衡失调、口周及四肢麻木，后期可有耳聋。做前庭功能检查可鉴别。

（5）神经官能症　女性及学生多见。患者常有头痛、头晕及记忆力减退等一系列大脑皮质功能减退的症状，主诉多而客观检查无明显体征，症状的变化与情绪波动密切相关。

（6）锁骨下动脉缺血综合征　该综合征也可出现椎-基底动脉供血不足的症状和体征，但其患侧上肢血压较健侧低，桡动脉搏动减弱或消失，患侧锁骨下动脉区有血管杂音；行血管造影可发现锁骨下动脉第一部分狭窄或闭塞，血流方向异常。

治疗篇

- ◆ 什么是颈椎病的非手术疗法，适应证有哪些?
- ◆ 颈椎制动的作用及方法如何?
- ◆ 颈部的固定与制动方法有哪些?
- ◆ 理疗有什么作用，常用疗法及其特点有哪些?
- ◆ 推拿按摩有什么作用，常用疗法及注意事项有哪些?
- ◆ ······

非手术疗法

什么是颈椎病的非手术疗法，适应证有哪些？

（1）颈椎病的治疗方法　可分为非手术疗法（保守疗法）及手术治疗两类。目前对于颈椎病的治疗，非手术治疗对大多数有症状的颈椎病患者有良好的疗效，包括一些非进展性的的根性压迫引发的肌力减弱。通过对一部分保守治疗病例的随访观察发现急性椎间盘突出随时间推移可出现突出间盘减小的现象，为保守治疗的有效性提供了依据。只有少数病例需手术治疗。颈椎位于脊柱的上端，其作用是支持头部和维持头部稳定运动、保护脊髓，很容易因肌肉的牵张力、姿势性疲劳和过度运动而受到损伤。非手术疗法是针对上述几个因素展开的综合疗法，其内容包括短期休息、颈椎牵引、手法按摩推拿、针灸、药物治疗、颈围、颈托制动等，可根据不同情况选用其中一种或二种至三种方法，同时施行或交替应用之。

（2）颈椎非手术疗法的适应证　①轻度颈椎间盘突出症及颈型颈椎病。②早期脊髓型颈椎病。③颈椎病的诊断尚未肯定而需一边治疗一边观察者。④全身情况差，不能耐受手术者。⑤手术恢复期的患者。⑥神经根型颈椎病。

颈椎制动的作用及方法如何？

颈椎的制动技术是指通过石膏、支具等方法使颈椎获得固定，从而达到治疗目的。广义而言，颈椎牵引术同样能达到制动的目的，也属于制动技术的一种。颈椎牵引疗法是颈椎病较为有效并且应用较广泛的一种治疗方法，此疗法适用于大多数的颈椎病患者，对早期病例更为有效，也可适用于颈项肌肉劳损的保健治疗，但不适用于颈椎椎管狭窄或并发有颈椎后纵韧带骨化者的脊髓型颈椎患者。

（1）颈椎制动的作用　①使局部肌肉松弛，缓解肌痉挛引起的疼痛。②减轻局部的水肿及炎性反应。③维持颈椎的正常体位，减慢退变。④避免进一步损伤。⑤辅助手术治疗，利于术后康复。

（2）颈椎制动的种类和方法　颈椎制动包括颈围、颈托和支架三类。颈围制动范围小，但可以自由拆卸；颈围可用石膏也可用塑料加垫制作而成，比较轻便，容易携带。颈托上部托住下颌和枕骨，下部抵住双肩，前面胸部和后面背部稍延长以阻止前后活动；颈托的活动度较颈围小，制动效果好。支架是用皮革和钢条制作，前面两钢条上端为下颌托，下为胸部护片，后面两钢条上端为枕骨托，下为背部护片，各有3条皮带前后连系，中间皮带通过肩部2块垫片，收紧皮带可使枕颌与两肩距离加大而增加牵引力。颈椎制动效果最好是牵引，应根据患者具体情况而定。轻度颈部不适，用塑料颈围即可；术后患者宜牵引，或用石膏颈围，以保持较长时间的相对制动。

（3）疗程及注意事项　颈椎制动没有严格的时间限制，少则1~2周，多则2~3个月，根据病情和症状可灵活选择。值得注意的是，长期使用颈部制动可发生颈部肌肉萎缩无力、颈部的关节僵硬等变化，从而在去除制动后可能因项背肌无力而导致新的颈椎不稳，或有颈部僵硬引发新的慢性疼痛及功能障碍，而且恢复缓慢。因此，一般情况下，不易长期制动。

颈部的固定与制动方法有哪些？

（1）石膏技术　为颈椎病非手术疗法中常用的技术之一，大多采用颌-胸石膏，或石膏围领。由于其具有可塑性强、制作简便及价格低廉等优点，目前仍无法用其他材料完全取代。但石膏技术专业要求高，患者体验差，目前已较少使用。

（2）支具　为近年来国内外广泛开展的技术之一，对颈椎病病情较轻者，尤其是勿需确实固定的病例，各种不同制式的颈部支具有其轻便、舒适及美观等优点，但其可塑性较差，在选择时应注意。

理疗有什么作用，常用疗法及其特点有哪些？

1.理疗的作用

理疗是治疗颈椎病颈背不适的传统方法，其主要作用是：可消除或缓解颈部肌肉痉挛，改善软组织血液循环；消除因病变引起的神经根或其他软组织的炎性水肿和充血，改善脊髓、神经根和局部血液循环，缓解症状；增进肌肉张力，改善小关节功能；延缓或减轻椎体及关节囊或韧带的钙化或骨化过程。

2.常用的理疗方法

可与其他非手术疗法合并应用，起到相辅相成的作用。一般的消炎止痛疗法包括超短波疗法、短波疗法、干扰电流疗法、脉冲电流疗法、高频电疗、离子导入、石蜡疗法、水疗等。这类疗法有明显的改善血液循环作用，可加强组织的供氧和营养，减少渗出，促进致炎和致痛物质的排出，有利于充血的消退和水肿的吸收。离子导入可备多种药物，如普鲁卡因、冰醋酸、陈醋、威灵仙等，按症状选用。研究证明醋离子导入后，可使局部组织形成酸性环境，此酸性条件有助于炎症消退，可防止钙离子在肌腱、韧带和关节囊等处沉积。高频电疗可产生深部电热作用，有促进局部血管扩张、增加血液循环等疗效。各种理疗方法不可长时间不间断地应用，颈部肌肉长期充血反而可使症状加重，一般14天为1个疗程，每个疗程结束后宜停1周，再行下1个疗程的治疗。

3.各种疗法的特点

在脊髓损伤致神经功能障碍的患者康复治疗中，理疗同样起到重要的作用，而各种疗法有其各自的特点及作用。

（1）低频电刺激疗法　适用于弛缓性瘫痪。根据已瘫痪肌肉对直流电及感应电的反应情况，选择合适的电流，如果对先行的感应电流无反应，可继续用直流电或指数曲线电流刺激。用点状电极或滚动电极刺激运动点，每天1次，每次10分钟左右，10~20次为1个疗程。

（2）超短波疗法　将电极分别放在脊髓损伤部位体表及双足或双上臂，无热量或微热量，每天1次，每次10~15分钟，10~15次为1个疗程。

（3）水浴疗法　利用水温、水的浮力起作用，作用面积较广，可以改善肌肉、关节及肢体的功能。漩水浴是在水中通入压缩空气，使水产生漩涡和波浪，同时利用水的机械作用。

（4）功能性电刺激法　是利用功能性电刺激（FES）恢复肢体功能的方法，使四肢瘫痪的患者能够用手抓放物体，使截瘫患者在步行器的帮助下能够行走。有利于肢体控制的FES系统是由一个多道的电刺激器组成，包括电脑控制装置（开路或闭路控制）、电极（表面或植入）和导线，有时可采用传感器，以较低的电流定量地刺激运动传出纤维和感觉传入纤维，直接或通过反射途径引起收缩。用于上肢控制的FES研究和应用非常复杂，需要仔细选择有适应证的患者，同时还需要进行手部肌肉重建术；通过对双下肢的各2块或4块肌肉进行FES刺激，使瘫痪患者能站立和短距离行走。但要使这一技术成功地为临床所用，还得在安全性、实用性、方便性和经济性等多方面满足患者的要求。

FES多采用脉冲方波，脉宽0.3~0.6ms，频率为3~100Hz。电极的处理有两种方法：①体表刺激法：治疗时，将电极置于股四头肌或腓肠肌皮肤表面的运动点。损伤平面颈7以上的患者腹肌麻痹，躯干控制能力微弱，手的残存功能很少或基本丧失，常在前臂尺侧屈腕肌或肱二头肌放置电极，以锻炼手臂的功能。②埋入式刺激法：将电极植入运动所需要的主要肌群，一般采用低频恒流电脉冲，可刺激多达32块瘫痪的肌肉。

推拿按摩有什么作用，常用疗法及注意事项有哪些？

（1）推拿按摩的作用　推拿按摩治疗是采用中医经络理论，通过手法作用于人体体表特定部位，调节机体的解剖位置与功能状态，达到治疗目的。推拿按摩可以改变肌肉系统与神经血管系统的功能，调整功能失常的生物信息以使整个机体的功能平衡；局部上，可以使神经或软组织粘连松解，肌痉挛缓解，还可帮助肌肉关节运动，减少肌肉萎缩和关节僵硬。

（2）常用的推拿按摩疗法　中医的推拿按摩方法较多，主要有被动屈伸旋转、穴位推揉、棘突点压及弹拨、手法牵引及重压按摩等，都是有效的治疗方法。西医的按摩方法主要是对颈椎的推压震动、旋转及肌肉的放松按摩。每次10~15分钟，每天进行3~4次，动作宜缓慢平稳，以不引起明显疼痛为度。手法切忌粗暴或过度，尤其是不能乘其不备地搬颈或旋转复位手法和提端摇晃等重手法的治疗。手法治疗力度不宜过度，时间不宜过长。

（3）推拿按摩的注意事项　进行颈椎推拿按摩前应进行详细的询问病史及体格检查，还应当进行必要的影像学检查，甚至颈椎的MRI或颈椎CT检查，以除外可能导致的严重后果。一般认为，脊髓型颈椎病患者禁忌重手法治疗，神经根型、交感型及椎动脉型颈椎病进行重手法治疗时应慎重，否则有加重原有症状或出现新症状的可能。有明显颈椎节段不稳的患者进行手法治疗可能会出现脊髓损伤或四肢瘫，也列为治疗禁忌。

颈椎病按摩推拿手法的具体操作有哪些？

按摩和推拿疗法都是在患者身体表面加压，并向多个方向移动，以放松局部由浅到深层的各种组织（主要是肌肉及韧带），使血流加快，从而达到消除局部肌肉疲劳和改善代谢的目的。推拿疗法还可对相邻部位的关节产生作用，亦有利于改善肢体功能。按摩和推拿疗法都可以在家里或办公室中进行，前者较简单，让家人或同事帮忙就可以了；而推拿疗法由于手法较重，且涉及关节活动，应该让懂点医道的朋友帮忙，不可随意操作。

按摩手法轻柔，适用于各型诊断明确、不伴有其他疾患的颈椎病及术后的患者。虽无特效，但局部肌肉感觉舒服，因此，有肩颈部症状的患者不妨试试。各种按摩手法要求虽不统一，但大致相似。操作时尽可能在温度适中、通风较好的场所进行。如能在温水浴后操作更为理想，操作中及操作后局部避免受凉，冬天注意保温。

推拿手法操作较按摩为重，将患者的颈、肩、胸及背部肌肉做较大幅度的被动运动，因此，适用于以神经根症状为主者；脊髓受压为主者不要选用，可能加重病情，造成严重后果。推拿的部位大多选择椎旁压痛点处或枕后的风池穴，或是其他压痛明显的部位。操作手法开始应轻柔，可逐渐加重对局部肌肉或肌肉附着点处的按揉，以患者能忍受为原则。同时将患者上肢做相应幅度的活动（被动式），以起到使肩背部肌肉松弛、气血运行的作用，但中老年妇女及高龄者，因其骨质疏松，容易引起病理性骨折，一般情况下不要选用。

针灸和封闭疗法有什么作用，常用疗法有哪些？

针灸和穴位封闭要根据经络走行正确取穴，可缓解颈肩痛症状。将丹参、当归等制剂注射于颈夹脊、风池、曲池、合谷等穴是常用的方法。其治疗机制有待于进一步研究。

封闭疗法除指传统的局部封闭疗法外，近年来硬膜外封闭疗法已逐渐开展，主要用于解痉止痛。但后者并发症较多，一般患者不宜选中。

（1）局部封闭疗法　局部封闭疗法除用于鉴别诊断外，主要对于有局限压痛难以忍受之颈部急性扭伤及其他颈部伤患者。可选用1%~2%奴夫卡因（novocain）3~5mL，在痛点注射以减轻症状，但真正因椎管内病变引起的根性或脊髓性受压所致者，则难以获得显效。

（2）硬膜外封闭疗法　本法系采用泼尼松龙混悬剂或其他止痛解痉类药物，按颈部封闭要求于硬膜外腔推注起治疗作用。其原理尚有待进一步研究，当前仅知泼尼松龙等药物注入硬膜外腔后，可使局部反应性炎症消退，从而对硬膜囊内外的血供及窦椎神经起到调节与平衡作用，并由此而改善某些根性痛者之症状。此既可用于治疗，亦具有一定的鉴别意义（对脊髓病变者无显效）。由于此法操作技术要求较高，有一定风险，应慎重选用。

各型颈椎病保守治疗选用哪些方案较为合适？

治疗颈椎病有许多方法可供选择，但各型颈椎病的症状不同，相应的治疗方法也有所不同。各型颈椎病应选用合适的治疗方法。

（1）颈型颈椎病　可采用牵引、理疗、推拿、西式手法、医疗体操、中草药等非手术疗法，一般均可见效。少数有残存症状者可用颈围保护等继续治疗，原则上不需手术。此外，采取一些加强防治措施，消除工作和生活中的诱发因素，如注意避免长期伏案工作的体位、睡眠采用合适的枕头、减少外伤、注意颈背部保暖等。此型患者预后一般较好，但若不注意避免诱发因素，则有可能加重病情或延长病程。

（2）神经根型颈椎病　主要采用牵引、推拿、理疗、医疗体操、药物等非手术疗法，其中采用牵引、医疗体操、推拿三者相结合的综合疗法效果较好。手术用于上肢放射痛严重、四肢肌力减弱、肌张力增强的患者；单纯的颈椎不稳、椎间盘突出、钩椎关节增生早期所致的神经根型患者预后较好，但病程较长；髓核脱出形成粘连、根管处形成蛛网膜粘连时，易使症状残留而疗效欠佳；骨质增生广泛的患者预后较差。

（3）椎动脉型颈椎病　可选择理疗、牵引、药物、颈围等方法，并可用抗凝疗法。在进行推拿、西式手法等治疗时，应避免幅度较大的旋转等手法，以防止牵扯、激惹椎间孔或椎管内窦椎神经，兴奋交感神经而引起眩晕、恶心等症状。一般有90%以上的患者，尤其是因颈椎不稳等动力性因素所致的患者，可通过非手术疗法获得满意疗效。

（4）脊髓型颈椎病　非手术治疗过程中密切观察病情变化。非手法治疗仅适用于病程短、症状较轻的患者，但切忌粗暴的手法和操作，原则上禁忌大重量的牵引、旋转等手法。可使用保护性颈围、减少颈部活动及用中草药活血等疗法。脊髓受压症状进行性加重、病程较长、经非手术治疗2个疗程以上没有明显改善，可考虑手术治疗，症状较严重的应及早进行手术。

（5）食管压迫型颈椎病　以非手术疗法为主，包括颈部制动、理疗、口服硫酸软骨素片、控制饮食、避免刺激性食物等各种对症疗法。伴有其他类型需要手术时，可在术中一并切除椎体前方骨刺，单纯的食管压迫型预后较好。

（6）混合型颈椎病　基本上根据患者的主要症状，有重点、有目的地采用针对性方法进行治疗，预后一般较单一型差。

颈椎病颈部牵引起什么作用？

颈部牵引作为非手术疗法，掌握其适应证后，具有一定的疗效。颈部牵引通过牵引力和反牵引力之间的相互平衡，使头颈部相对固定于生理曲线状态，从而使颈椎曲度不正的现象逐渐改变，甚至恢复正常；纠正椎体的倾斜，使轻微的可逆性病理改变随之消失。

（1）通过颈部牵引可使患椎椎间隙逐渐被牵开，有人通过牵引前、后X线片对比证明，牵引后每一椎间隙可增宽2.5~5.0mm。同时，牵引降低了椎间盘内压或使椎间盘内产生负压，后纵韧带张力增强，缓冲了椎间盘组织向周缘的压力，有利于已经向外突出的纤维环组织消肿，使早期、轻型患者在突出物尚未与周围组织形成粘连时回纳，并可加强颈椎的稳定性。

（2）随着椎间关节的牵开，两侧狭窄的椎间孔和嵌顿的小关节滑膜也可被牵开，缓解了对神经根等组织的压迫与刺激，同时牵引的固定制动作用限制了颈椎活动，减少了因活动所造成的刺激或磨擦，有利于神经根及周围软组织局部炎性水肿、充血、渗出的吸收与消退。

（3）牵引可使颈部痉挛肌肉逐渐放松，缓解疼痛症状，并使受限的功能运动得以恢复，因局部松动变位引起的椎动脉曲折、痉挛现象也可随牵引而改善，有利于大脑供血和脑脊液、脊髓血液循环的改善。

常用的颈部牵引方法有哪几种？

颈部牵引应用较为广泛，方法也较多，根据牵引中不同的因素，大致分类如下。

1.按照牵引体位分类

主要可分为坐位牵引、卧位牵引和斜位牵引。坐位牵引方法为：枕颌带兜住患者头颅后，患者坐在凳子上，牵引绳绕过头顶上方的滑车，再经另一个滑车下垂牵引一定的重量进行牵引。坐位牵引一般适用于轻症和中度患者，使用较为简便，医院采用的较多，家庭也可以开展。卧位牵引方法为：患者卧床，头顶部床架上安装滑车，枕颌带兜住患者后枕和下颌后，牵引绳经头顶部滑车下垂牵引一定重量。卧位牵引的优点是，患者可充分休息，在睡眠时也可牵引，卧床牵引一般适合于24小时持续牵引的重症患者。斜位牵引方法是介于前两种体位之间，适合于伴有心功能不全的患者。另外，还有一种便携式的牵引方法，即利用一些简便的器材和充气颈围、支架对抗牵引器等进行牵引。

2.按照牵引力不同来源分类

可分为自身体重、重锤和动力牵引。自身体重牵引通常是在斜位条件下由患者自身的重量来完成。由沙袋等附加重量充当牵引力的称为重锤牵引。动力牵引是利用充气、电动装置等施加外在牵引力的方式来完成。

3.按照牵引重量大小分类

可分为轻重量、体重量和大重量牵引。轻重量牵引的重量一般为1.5~2.0kg，多用于较长时间的牵引。体重量牵引是一种接近体重的重量进行短暂牵引的方法。大重量牵引则介于两者之间，重量一般为体重的1/13~1/10，时间为15~30分钟。这一治疗方法有其适应证与禁忌证。

（1）适应证 ①因椎节不稳、髓核突出或脱出所致症状波动较大及早期的神经根型颈椎病。②椎节不稳或髓核突出等造成的脊髓前方沟动脉受压的脊髓型颈椎病。③钩椎关节不稳或以不稳为主伴有骨质增生所致的椎动脉型颈椎病。④个别症状持续时间较长的颈型颈椎病。

（2）禁忌证 ①年迈体弱、全身状况欠佳者。②颈椎骨质有破坏性改变者。③拟手术者。④全身急性炎症及咽喉部有炎症者。⑤颈部急性损伤或3个月内有颈椎损伤者。

4.按照牵引时间长短分类

可分为短时间和长时间牵引。短时间牵引一般每次在15~30分钟；长时间牵引适合于住院患者。牵引时间的长短与牵引重量有关，如体重量牵引，一般每次持续15~30秒，连续3次，每次间隔1~2分钟。

5.按照牵引连续性分类

可分为持续性和间歇性牵引。持续性牵引在整个牵引过程中始终保持牵引力；间歇性牵引则在牵引过程中有几次间隔时间。另外，牵引方法又可分为枕颌带、头颅牵引弓、充气支架和机械装置牵引等。

由上述各种因素组合，可有许多颈部牵引的方法，各医院也往往根据自己的条件和不同的治疗经验加以选择，但一般国内多采用坐位、小重量、短时间或持续性、枕颌带的方法，重量从4kg开始，随疗程逐渐加至10kg，每天1次，每次时间为15~30分钟，每个疗程在20次左右。

随着科学技术的发展和对颈椎病的广泛深入认识，各种各样的颈部牵引装置被开发并应用于临床。除了常用的颈椎磅秤牵引装置外，较先进的是由电脑控制、根据不同要求设定多种牵引程序的电动牵引装置，这些无疑为治疗颈椎病创造了极为有利的条件。

颈部牵引要注意哪些问题？

通常牵引重量不宜太大，不应超过4.5Kg（相当于头部重量），因为牵引重量太大易引起患者枕颌部疼痛，严重时无法坚持牵引。为预防激惹颞下颌关节，要选择合适的牵引带及恰当的牵引持续时间。

（1）大重量牵引时要特别注意牵引角度，通常牵引的角度以轻度的前屈位，即头前屈与躯干呈10°~20°角为宜。但对某些患者则应根据病情选择牵引角度，例如颈椎间盘突出或脱出、椎体后缘骨刺形成的患者，不宜采用前屈位；早期症状较轻的患者，以颈椎自然仰伸位牵引较好；椎管狭窄及黄韧带肥厚的患者，则应避免后伸位牵引。大重量牵引建议在医院内进行。

（2）牵引的重量可从3~5kg开始，逐渐增加到8~10kg。每次牵引的时间在10~30分钟，每1个疗程以3~4周为宜。在症状缓解或消失较快时，不应过早中止牵引，以减少复发。具体的牵引重量和时间可根据患者的具体情况和牵引效果而定，一般以牵引时无头晕、疼痛，牵引后症状减轻、无疲乏无力的感觉为宜。

（3）在坐位牵引时，因要对抗头颅重量，故牵引重量可略大一些；而卧位牵引则重量可略小一些。在治疗过程中，可根据患者性别、年龄、体质强弱、颈部肌肉发育情况及对牵引治疗的反应等，适当增加牵引重量（或增加牵引时间）。近年来，国内外还流行一种利用体重1/2量的重量进行短时间牵引的方法，但这种牵引方法要严格掌握适应证，对操作者也应有严格要求。

（4）牵引早期，少数人可有头晕、头胀或颈背部疲劳感等症状，这时可暂不中断牵引治疗，再坚持几天治疗；或改用较小重量、较短时间牵引，以后再逐渐增加牵引重量或延长牵引时间。若不适反应仍然存在，应请医生提出进一步治疗的意见；若牵引后症状反而加重，不能耐受牵引治疗，可能是牵引加重了对神经和血管的刺激或压迫，遇到这种情况，应终止牵引。

颈椎自我牵引的方法有哪些？

颈椎病是一种慢性疾病，其治疗也不能"立竿见影"，在治疗过程中，由于路程较远、工作繁忙等因素，往往会使有些患者不能坚持牵引治疗，而颈椎自我牵引方法是在家庭中可进行的简便牵引方法。

牵引装置是根据作用力和反作用力及杠杆等较简单、易理解的力学原理制作的，工艺也不太复杂，而且已有不少厂家生产适合家庭用的牵引器材，供家庭进行自我治疗，所以，家庭自我牵引是可行的。家庭进行自我牵引的用品及简易装置介绍如下。

（1）牵引带 一般用薄帆布或厚棉布制成。

（2）牵引弓 形状似衣架，中央连接牵引绳，两端有钩固定和挂住牵引带。

（3）牵引绳 通常选用光滑、阻力小的蜡绳，长度约2.5米；滑轮及固定装置：可根据房间条件固定于门、窗或墙壁上。

（4）牵引重物 可用1.5~2kg的重锤、沙袋、砖块或其他小重量物品。

另外，也可用徒手牵引方法，在症状明显时，作临时缓解之用。方法为：两手十指交叉置于后枕部，头后仰，两手逐渐向头顶方向用力，持续5~10秒，连续3~4次；或两手的拇指点于两侧风池穴，头后仰，拇指用力向上，并按揉数分钟，可起到缓解作用。徒手牵引方法，是借助两手向上的牵引力量达到治疗目的，但椎管狭窄尤其是伴有黄韧带肥厚不宜采用，否则会加剧黄韧带向椎管内突出而使症状加重。

在利用牵引架进行家庭自我颈部牵引时，要着重指出的是，这种牵引必须由医生指导，并告知注意事项后方可进行。

自我牵引应注意什么？

自我牵引时应注意以下5点。

（1）牵引带应柔软、透气性好；枕颌连结带、悬吊带要调整为左、右等长，使枕、颌及左、右颌侧四处受力均等。

（2）挂于牵引钩的牵引带两端间距为头颅横径的2倍，以免两侧耳朵及颞部受压，影响头部血液回流。

（3）牵引绳要够长（约2.5m），要结实；牵引架的固定要可靠。

（4）牵引重物高度以距地面20~60cm为宜，即患者站立后重物可掉在地上。悬吊的绳索要在患者手能抓到的范围。

（5）自我牵引时要特别注意牵引角度，通常牵引的角度以轻度的前屈位，即头前屈与躯干呈10°~20°角为宜。但对某些患者则应根据病情选择牵引角度，例如：颈椎间盘突出或脱出、椎体后缘骨刺形成的患者，不宜采用前屈位；早期症状较轻的患者，以颈椎自然仰伸位牵引较好；椎管狭窄及黄韧带肥厚的患者，则应避免后伸位牵引。

在自我牵引过程中，有时由于操作不当也会出现一些不适反应，如下颌疼痛、颈部肌痛、腰痛等。下颌疼痛往往是由于牵引带过紧、压力过大引起的，可用海绵或薄毛巾垫在下颌部来解决；颈部疼痛是颈部肌肉本身因颈椎病而痉挛或牵拉所致，在牵引前用热敷等物理疗法可缓解；腰痛则通常由于坐的姿势有问题，可通过调节坐凳高低、屈曲膝关节、脚置于小凳上来缓解。另外，在经过一段时间的自我牵引治疗后，症状无缓解或有加重，则应停止自我牵引，及时就诊，查明原因，以得到及时无误的正规治疗。

颈椎病的物理治疗有哪些？

物理治疗是颈椎病保守治疗的主要方法，它不仅具有确切的治疗作用，近年来也得到了进一步发展和充实，特作如下介绍。

（1）治疗椎动脉型颈椎病　短波、超短波疗法其高频电场的穿透作用较强，具有明显的改善血液循环、促进炎症吸收的作用，能降低颈部肌肉、韧带等软组织的张力，缓解痉挛，消除炎症和水肿，从而减轻对椎动脉的刺激或压迫，同时使椎动脉扩张，加快血流。电刺激疗法实验室检查结果表明，将电刺激疗法与其他疗法综合应用治疗椎动脉型颈椎病，疗效明显。磁疗包括脉冲磁场、经颅磁刺激和低频脉冲磁疗等，对于椎动脉型颈椎病和急性脑缺血、脑梗死均具有良好的疗效。低能量氦-氖激光血管内照射疗法（ILIB）能加速神经组织的修复，促进神经功能恢复，对于椎动脉型颈椎病疗效良好。紫外线照射充氧自血回输疗法（UBIO）可提高患者红细胞携氧能力，消除过多的自由基，促进新陈代谢，提高神经功能康复程度。半导体激光疗法近年开展的低能量半导体激光照射鼻腔的光疗法的治疗观察显示，患者的胆固醇、氧自由基和血液黏度等检测指标皆明显降低，日常活动能力明显提高。其治疗机制为，激光照射了鼻腔黏膜下丰富的毛细血管网中的血液和颅神经的神经末梢，通过神经血管的反射作用，增加供血，促进神经修复。高压氧疗法（HBO）其治疗作用为提高血氧分压，改善微循环和缺氧状态，促进神经修复。体外反搏疗法（即压力疗法）可以改善椎-基底动脉的供血状况，治疗椎动脉型颈椎病。颈椎牵引疗法通过牵拉椎间隙，松动钩椎关节，消除上下椎动脉孔的位移，缓解椎动脉的迂曲、受压、痉挛状态，使椎动脉舒展，血流通畅，供血增加。手法治疗常用的手法治疗有两类，如寰枢椎快速旋转复位法和节律式手法。

（2）治疗脊髓型颈椎病　对于确诊的脊髓型颈椎病患者，可酌情试用理疗等保守疗法。短波透热疗法利用短波的深部热作用，可以改善椎管内的血液循环，促进局部炎症吸收，缓解脊髓受压的状态。超声波疗法利用超声波的机械震动和界面产热的作用，减轻脊髓的受压状态。中药薰蒸疗法将活血化瘀的中药蒸气薰蒸颈部，可以维持、巩固临床疗效，减少复发。康复训练包括术前做推移气管、食管及制动下的咳嗽训练，为前路手术及术后的适应性做准备。术后进行康复训练：①增强肌力训练；②手功能训练；③适当进行颈椎训练。

（3）治疗神经根型颈椎病　上述多种物理治疗方法也是缓解神经根型颈椎病临床症状的有效疗法。

颈椎病的热疗法是什么原理？

温热作用能使局部组织及皮肤血管扩张、血流加速、排汗增多，促进局部组织新陈代谢旺盛、组织水肿吸收和创伤的修复过程，具有良好的消除无菌性炎症及消肿作用。热能使肌紧张度反射性地降低，无论是局部炎症刺激或是因神经根受压和刺激而引起的肌痉挛，特别是骨骼肌痉挛，均有良好的解痉、镇痛作用。热疗法目前常用的方法有：

（1）石蜡疗法　石蜡具有较大的吸热作用和较小的导热性，是一种简易的热疗法。主要治疗作用是温热作用和机械性压迫作用。具体用法：将熔点50℃~60℃的石蜡熔化后（间接加温法），倒入方形搪瓷盆中，待其凝固成饼状，温度达56℃~60℃时取出，将颈椎部位裸露，敷上蜡饼，外加塑料布和保温毛巾，持续20~30分种，每天1次，10次为1个疗程。

（2）红外线疗法　属光辐射热疗法，其主要治疗作用为温热作用。红外波长760~400nm的辐射线，具有一定的穿透能力，在人体照射能穿透组织2~3cm，故比传导热－石蜡疗法作用深透些。颈椎病常选用红外线照射颈肩背部，照射四肢痛区或腰背部，每次15~20分钟，每天1次，根据病情酌定疗程10~20次。

（3）微波疗法　微波是应用波长100~1cm的超高频电磁波治疗疾病的电疗法，属内生热疗法。微波具有良好的温热作用，人体组织吸收微热波能量后，引起组织中的离子、偶极子和水分子振荡，分子运动互相摩擦而使电能转换成热能，故称热效能。由于微波的热效应是在深层组织中的能量转换而发生的，故不同于传导热和辐射热；微波的热作用产生于深部组织，有明显的扩张深部动、静脉作用，血流量显著增加。由于微波具有集束传导特性，故其治疗作用范围较局限，能集中于治疗局部。微波除了热效应作用外，还具有热外效应作用。对于颈椎病的治疗，主要应用其热效应的作用。

（4）可见光疗法　一般多用红光，其作用与红外线相似，但穿透组织较红外线深。

（5）激光疗法　激光是高亮度、高单色性、高定向性的光束，常用氦－氖激光。小功率及中强度激光能镇痛、消肿，降低神经末梢兴奋性和促进创面愈合的作用。应用低及中强度激光于颈后部局部照射或取穴照射，每天1~2次，治疗时应注意保护患者的眼睛。

超声疗法能治疗颈椎病吗？

超声作用主要是机械振荡作用，亦有一定的热作用，能使坚硬的结缔组织延长、变软，对挛缩、紧张的肌肉可使其纤维松弛而解痉，因而对增殖性脊柱炎有良好的治疗作用；超声能使神经兴奋性降低，减弱神经兴奋冲动，降低神经传导速度，因而具有明显的镇痛作用。当颈椎病伴有各种神经痛和慢性关节肿胀时，可应用超声作局部治疗。治疗方法：在颈椎治疗部位涂上接触剂，探头平按于治疗部位上，缓慢往复移动或作圆圈移动。剂量：0.8~2瓦特/平方厘米（W/cm²），6~10分钟/次，每天1次，10次为1个疗程。

磁疗法适用于颈椎病的治疗吗？

我国古代就已应用天然磁石治病，有云："益眼者，无如磁石，以为盆枕可老而不昏。"近年来，我国磁疗发展较快，采用稀土元素制成永磁体，有钡铁氧体、锶铁氧体、铝镍铬、铈钱铜、钐铁水磁等品种。常用的磁感应强度为0.03~0.3T（特斯拉）。

磁疗除了具有良好的镇静止痛和消炎消肿作用，还有良好的降压作用，故对颈椎病并发高血压、失眠、头晕、头痛的患者，急性期配合牵引或正骨推拿治疗，能加速症状的缓解。

磁疗法分静磁疗法和动磁疗法两种，最常用的磁疗法是根据针灸经络学说，对各种疾病在穴位上敷贴磁片。颈椎病多用动磁疗法，可在病椎旁区做旋磁治疗，每次20分钟，每天1次，10次为1个疗程。

脉冲或脉动磁场法和交变磁场疗法临床应用最多。脉冲或脉动磁场法是在静磁疗法的基础上发展起来的，常用的直流电脉冲感应磁疗机可产生脉冲或电动磁场，其电极有南北之分，两极可在同一磁头上，治疗时将磁头放于患部，或将患部置于两磁头之间进行。磁极表面强度可调，最高可达1000mT，视治疗需要进行选择，每次治疗20~30分钟。交变磁场疗法常采用电磁感应机产生频率为5~10Hz的低频交变磁场，治疗时选择适宜的磁头放置在患部或穴位，根据需要调节磁头的表面磁场强度，常用30~50mT，每次治疗20~30分钟，每天1次。

颈椎病家庭物理疗法如何进行？

颈椎病的家庭物理疗法是十分重要的，它有利于改善血液循环、缓解肌肉痉挛、消除肿胀和减轻症状，有助于巩固和加强正规治疗的效果，降低颈椎病患者治愈后的复发率。

在家庭物理治疗中，最易进行的是温热敷和红外线等理疗。热毛巾、热水袋、热水澡等都是进行温热敷的便利条件，加热的石蜡、白炽灯等则是很好的红外线发射器，周林频谱仪、康乐热敷袋、场效应治疗仪、小型红外线辐射仪、频谱家用保健治疗仪等，也常用于家庭物理治疗。

对家庭型物理因子治疗器的使用要慎重，最好是在专科医生指导、示范下进行。红外照射应与皮肤之间保持一定距离；局部温度不宜过高，一般保持在50℃~60℃；热敷和热疗的时间15~20分钟，每天1次，以防止皮肤烫伤。

运动性颈托如何使用？

运动性颈托是一种新颖的治疗颈椎病的器具，主要由弹性支垫、下颌托片、升降杆、球形关节、调节螺旋、托盘等组成。

运动性颈托主要是通过增加支撑点的数量，使头部重心落在附加的支点上，以平均分配肌肉张力，降低颈部伸肌的紧张度，缓解疼痛，并通过无重力负荷状态下的运动，加大颈椎关节活动幅度及灵活性，改善或加大脑血流量，预防或分离神经粘连，消除颈椎关节的功能障碍。

应用时，首先将升降杆调节至适当高度，根据个体下颌发育的差异调节下颌托片，将3个托片牢靠地支持住下颌骨的3个着力点，通过调节调角螺丝，使球形关节充分滑动，在球形关节的带动下，患者可进行颈部屈伸、侧屈、旋转活动，通常为每天2~3次，每次10~15分钟。若能在运用颈托前配合10~15分钟的热敷或颈部牵引，则效果更佳。运动性颈托操作简单，经医生指导后，患者可自行操作，也可在家中自行治疗或作为颈椎保健的运动工具。

颈椎病患者使用颈围的适应证是什么？

戴用颈围固定颈椎于适当的位置，有助于治疗颈椎损伤或其他不同的病情。其适应证如下。

（1）急性期神经根型或椎动脉型颈椎病伴有严重根性疼痛或眩晕症状的患者，或颈椎外伤后有较严重的颈肩臂部症状者。戴用颈围可限制颈椎活动，减轻神经根或椎动脉周围交感神经纤维受激惹引起的症状。

（2）患者经手术治疗后患椎尚不够稳定者。戴用颈围可减少颈部的活动范围，保持复位后患椎的定位。

（3）部分椎管明显狭窄所致的脊髓型病变患者，由于年迈体弱或不符合手术适应证而进行对症治疗者。由于颈椎伸屈活动而造成椎管狭窄对颈脊髓的磨损，因而戴用围领可限制活动缓解症状，戴用围领或支具对部分椎管狭窄的患者是一种重要的对症治疗方法。

（4）在施行手术前作为一种非手术治疗方式，为手术创造条件，同时也为术后采用固定措施作准备。术后则可减轻手术区域邻近组织的创伤反应，限制颈部活动以防止植骨块的压缩或脱出，促进骨融合和为患部软组织愈合提供条件。

（5）制备颈围的材料一般无严格要求，可用硬纸板、泡沫塑料、硬塑料片、皮革、毛毡或其他类似物品。基本要求以柔软、透气、不怕水、并具有韧性的材料为佳，一般以硬纸板最为常用。按患者自身颈部的长短、粗细尺寸，剪成后宽前窄的长条形，长度大约是颈部周径再加10cm。

硬膜外激素治疗颈椎病的原理是什么？

糖皮质激素具有降低毛细血管通透性、减少充血、抑制炎性浸润的作用，这对解除颈椎病局部的无菌性炎症是有帮助的。另外，颈椎病受累的神经根大都被过度牵拉、压迫，所以，在硬膜外腔滴注或注射糖皮质激素可消除神经根疼痛，达到治疗颈椎病的目的。如果同时加入生理盐水或0.5%~1%普鲁卡因溶液，可使神经粘连发生分离；加用维生素类药物，可增强神经组织的营养代谢，使发炎的神经组织得以更好地恢复。硬膜外糖皮质激素的治疗方法，主要分为滴注和注射两种方法。

硬膜外糖皮质激素治疗方法效果肯定，操作方便，较为安全可靠，是一种较有效的保守疗法。除了有全身或局部感染、颈椎结核和心、肝、肾功能不全、变态反应体质及年迈体弱者外，一般颈椎病患者均可应用这一方法。

何谓神经根型颈椎病的神经阻滞疗法？

神经根型颈椎病的主要病理改变是局限在椎间孔附近，出现颈脊神经根的压迫症状。这种神经根受压极少为机械性压迫，多数是在硬膜外腔和椎间孔附近对脊神经根引起可逆性的刺激，使之水肿、充血等病理改变所致。如将局部麻醉药混合剂直接注于病变局部，可使受刺激的神经恢复正常功能，加之由于局麻药广泛作用于颈神经丛，可使颈部及上胸部所有软组织的血运得到改善；注射混合剂中加入激素制剂，更有助于炎症和水肿的消退，故能期望收到消除肌肉痉挛、缓解疼痛、减轻症状的效果，其效果常极为显著，有时即使是相当陈旧的病例，也能把所有痛苦解除。

最常用的神经阻滞方法有椎间孔阻滞和颈部硬膜外阻滞。相应椎间孔加软组织痛点阻滞治疗神经根型颈椎病，具有疗效高、简便、安全、可在门诊治疗的特点。颈部硬膜外阻滞可采用单次或留置导管连续硬膜外腔注药两种方法。所用药物多为混合液，目前各家配方略有不同，尚难筛选出最佳配方，但混合液中的基本药物均公认为是局部麻醉药和维生素 B_{12}，所不同者为局麻药的种类和浓度之别。急性期患者在第一疗程的混合液内可加入激素制剂（氟美松或泼尼松龙），置管连续注药为每天1~2次；单次注药可每隔1~3天1次，每5次为1个疗程，止痛时间随治疗次数逐渐延长，一般平均需4个疗程即可收到满意的效果。

何谓星状交感神经节阻滞术？

星状神经节由下颈交感神经节和第1胸交感神经节融合而成，位于第7颈椎和第1胸椎之间前外侧，支配头、颈和上肢。阻滞时患者平卧，肩下垫一薄枕，取颈极度后仰卧位。在环状软骨平面摸清第6颈椎横突，术者用二手指将胸锁乳突肌拨向外侧，因颈内动脉和静脉附着于胸锁乳突肌后鞘，故亦被一起推向外侧，用一22G（针的粗细约0.71mm）的3.5~4cm长的穿刺针，在环状软骨外侧垂直进针，触及第6颈椎横突，将针后退0.5cm，回抽无血，注入0.25%盐酸布比卡因或1%利多卡因（含肾上腺素）10mL，药液可借弥散作用而阻滞星状神经节。注药后同侧出现霍纳综合征和手指温度增高，说明阻滞有效。

何谓颈椎病的髓核化学溶解法？

髓核化学溶解法最早用于治疗腰椎间盘突出症，随着研究的进一步深入，也逐渐用于颈椎病，尤其用于颈椎间盘突出的治疗。当患者用牵引治疗、理疗、按摩等非手术方法治疗无效，但又不太适宜做手术时，可在CT、磁共振成像等特殊检查、明确诊断的前提下，选择性地应用这种治疗方法。

（1）髓核化学溶解法的优点　①所使用的髓核溶解剂，对椎间盘内组织有很强的选择性，主要作用于髓核，不影响外层纤维环，对后纵韧带、椎骨和软骨盘也没有太大影响，因此，应用时相对较为安全。②应用髓核化学溶解法，可使相当一部分需要手术治疗的患者免受手术的痛苦而获得治愈。③治疗时间较手术短，大大缩短了疗程。④髓核化学溶解法比较简单，多数患者可在门诊进行治疗，但要很好地掌握适应证和注意事项。

（2）常用药物与方法　常用的药物为番木瓜凝乳蛋白酶。在颈部常规消毒、局部麻醉下，用注射器直接将番木瓜凝乳蛋白酶注射到病变的颈椎间盘内，番木瓜凝乳蛋白酶可消化髓核中的多肽蛋白原分子基质，导致髓核脱水、皱缩，从而减少或消除突出或脱出的椎间盘对神经根的刺激或压迫，达到治疗的目的。

（3）适应证　主要针对以颈椎间盘突出为主的患者，并且在操作过程中需要一定的手法和技巧。曾经用过番木瓜凝乳蛋白酶或对溶解剂有变态反应的患者，要警惕有可能产生变态反应。为了预防此并发症，治疗前不仅要详细询问病史，而且在治疗过程中要密切观察患者是否出现变态反应，并预先准备好抗变态反应的药物以防不测。对变态反应，首先要观察患者的皮肤有无毛发运动反应，这是第一个表现，其他的可表现为头晕、恶心、皮肤瘙痒、荨麻疹等，严重时出现呼吸困难、低血压等。出现变态反应时，应立即用1∶1000肾上腺素0.05~0.1mL静脉注射，也可用氢化可的松1g静脉滴注。

口服药物可否治疗颈椎病？

颈椎病以综合治疗为主，凡能解除肌肉痉挛、使椎间隙增大、减少椎间盘压力、减轻对供应脑部血管支配神经的刺激、减轻炎性水肿等方法，都可以起到治疗作用。这些方法包括：颈椎牵引、颈椎颈围固定、推拿、按摩、理疗、颈部经常改变姿势等，有时还可以进行手术治疗。

目前还没有治疗颈椎病的特效药物，一些药物的治疗属于对症治疗，可以使疼痛减轻，而不能从根本上解除病因。这些药物大致有：

（1）非类固醇消炎镇痛药　这一类药物主要是针对神经根受到刺激引起的损伤性炎症，起到消炎镇痛的作用。主要药物有：阿司匹林、扑热息痛、保泰松、消炎痛、奈普生、布洛芬、芬必得、舒林酸（奇诺力）、双氯芬酸二乙胺盐（扶他林）等。其中芬必得胶囊对胃肠损害较小，作用时间长，每次服0.3~0.9g，每天2次，症状消失后逐渐停药，往往能取得较好的治疗效果，常用于颈痛、肩痛、上肢麻木的患者。

（2）使肌肉松弛的药物　这类药使肌肉的痉挛得到缓解，解除了对脊髓、神经、血管的刺激。妙纳就是这样的一种口服片剂，每次服50mg，每天3次。

（3）镇静剂　镇静剂能减轻神经的兴奋性，也能使肌肉的紧张得到缓解，适于精神兴奋、紧张、激动的患者。一般常用地西泮（安定）2.5~5.0mg，睡前口服；或阿普唑仑（佳静安定）0.8mg，睡前口服；也可用健脑安神的中成药。

（4）改善脑部血流供应的药物　常用的药物有：曲克芦丁（维脑路通片）：每次0.2g，每天3次口服。维脑路通注射液：0.4g，每天1次静脉滴注。尼莫通片：每次30mg，每天3次口服。尼莫通注射液：10mg，每天1次静脉滴注。脑通片：每次10mg，每天3次口服。脑通注射液：4mg，每天1次静脉滴注。

（5）神经营养药　这是对任何一种类型的颈椎病都有治疗意义的药物。常见的药物有维生素B_1片，每次10mg，每天3次，以及其他复合维生素。

（6）中药热敷　用祛风、活血、通络、止痛的中药，如当归、桂枝、红花、接骨木、路路通、川羌活各50g，五加皮、虎杖根、络石藤等各100g，放在布袋内用蒸笼蒸，待水煮沸15分钟后取出来，置于颈部热敷30分钟。

（7）外用剂型的药物　对一些颈痛、僵硬等有一定疗效。比如波菲待液体药膜（布洛芬的外用剂型）、扶他林乳膏等，每天涂抹患处3~5次，可以起到消炎止痛作用。

药物治疗有哪几类，各有哪些药物？

1.消炎镇痛类药物

解热、镇痛类药物在化学结构上虽属于不同类别，但它们都能抑制前列腺素（PG）的生物合成。在损伤及炎症时，局部组织产生致痛物质，作用于痛觉感受器产生疼痛，而前列腺素则可使机体对致病物质的敏感度提高，因而扩大和加重了疼痛。解热镇痛药可减少炎症时PG的合成，因而对炎症有镇痛作用，特别是对外周性钝痛有效。目前临床上常用的消炎镇痛药物有：

（1）芬必得胶囊　为布洛芬缓释剂型，血药浓度波动较小，消炎镇痛作用维持时间较长，常用剂量为每次300~600mg，每天2次。此药对胃肠刺激较布洛芬弱，但长期应用和剂量大，亦可出现食欲减退、头痛、耳鸣等不良反应。

（2）戴芬胶囊　戴芬75mg双释放胶囊是双氯芬酸钠的一种新型口服剂型，由两种不同释放功能的微粒组成，一种是肠溶包衣微粒，能在肠道内分解，快速释放出双氯芬酸而被吸收；另一种是缓释型微粒，能长时间释放双氯芬酸。两种微粒配合使药物动力学作用得到了改善，每个胶囊中含双氯芬酸钠共75mg。临床应用较为广泛，成人剂量为每次1粒，每天1次，必要时可以增至每天2次。

（3）莫比可胶囊　是一种新型的环氧化酶（COX-2）选择性抑制剂是一种诱导酶，学名美洛昔康，其对COX-2的抑制是对COX-1的10倍，因而认为具有较小胃肠道的不良反应，一般剂量7.5mg/d，必要时可以增至15mg/d。

（4）奥斯克胶囊　为一种白色、圆形、双面凸型片剂。内层为肠衣片，每片含有双氯芬酸钠50mg，外层含米索前列醇200mg，具有强效的消炎镇痛作用。米索前列醇用于预防由于非类固醇消炎药物诱发的胃或十二指肠溃疡，推荐剂量为每天2次，与食物同服，必要时可以增至每天3次。因个体差异，少数患者可能出现轻度腹痛或腹泻，这表明米索前列醇开始起作用，此时必须坚持服用，受体耐受性提高后症状自行痊愈。

对于一般的退行性骨关节病，口服非类固醇镇痛药可以减弱慢性疼痛的痛苦；然而，对急性的剧痛，可以应用一些麻醉药物，如4mL的0.5%利多卡因针剂和40~60mg的确炎舒松针剂混合硬膜外局部注射，以减少患者的痛苦。

2.肌松药

（1）氯唑沙宗　该药为中枢性肌肉松弛剂，有解痉镇痛作用，常用剂量为每次200mg，每天3次。但该药不良反应较大，临床上已较少应用。

（2）妙纳　学名为盐酸乙哌力松，主要作用于中枢神经系统而松弛骨骼肌，并能直接松弛血管平滑肌。对脊髓反射和γ-运动神经元产生作用，有效地抑制脊髓反射和肌梭的敏感性，同时可增加血液循环和抑制疼痛反射，增加肢体的随意运动而不降低肌力。因此，可明显减轻肌强直和痉挛而有助于肌肉的活动，改善如颈肩综合征、肩关节周围炎和腰背痛等肌张力过高症状；也可用于患者康复治疗早期和作为康复治疗期间的辅助用药；可有效缓解与脑血管和颈肌痉挛有关的头晕或耳鸣症状。单独应用妙纳就可获得很高的有效率，与其他药物联合服用，可使其有效率进一步提高。

3.脊柱脊髓损伤治疗药物

近年来脊髓损伤的药物治疗大大改善了预后，是脊柱脊髓损伤治疗的重大进展。主要疗法如下。

（1）利尿脱水剂　利尿脱水药可减轻脊髓水肿，降低组织压，减少神经元的破坏。常用的有：①20%甘露醇：$1\sim2g/kg$体重，快速静脉滴注，1次/6小时，持续3~6天。脱水的作用较好，并能清除自由基。必须加压快速滴入，慢滴疗效差。②速尿：利尿较强，使用时需注意水和电解质平衡。常用20mg肌内注射，每天1次；或速尿20mg静脉滴注，每天1~2次，持续3~6天。

（2）皮质类固醇　激素是治疗脊髓损伤的经典药物，目前该类药已由实验研究过渡到临床应用。按照美国ASIA的标准，对于急性脊髓损伤，在8小时内首次用甲基泼尼松龙30mg/kg体重的冲击量，于15分钟内静脉注射，45分钟后以5.4mg/kg体重静脉滴注，连续23小时，可明显改善脊髓损伤患者的神经功能。但超过8小时方始应用，作用则大大减低，甚至不如安慰剂。现甲基泼尼松龙被视为评价其他药物治疗脊髓损伤的参照药物，但是大剂量激素应用可引起各种并发症，增加病死率。

（3）阿片受体拮抗剂　内源性阿片肽是造成脊髓继发性损伤的重要因素。拮抗剂纳络酮大剂量应用，能增加脊髓血流量，有助于神经功能恢复；另一些结构不同的阿片肽受体拮抗剂，如夸达佐辛、纳美芬等对实验性脊髓损伤也有保护作用。一般认为阿片肽受体拮抗剂是通过提高血压、增加脊髓血流量、维持离子平衡、改善细胞能量代谢状态、减少组织缺血坏死来实现其神经保护作用的。

（4）神经节苷脂　神经节苷脂是位于细胞膜上含糖脂的唾液酸，目前临床上使用的是从牛脑提炼出来的。10mL（100mL）持续18~32天，1年后随访，比对照组具有明显疗效。但也有的临床试验认为，神经节苷脂对急性脊髓损伤没有作用，其改善神经功能的作用是通过阻止神经逆行、顺应性退变来实现的。神经节苷脂保护神经功能的机制有以下几点：保护膜结构和功能；为神经营养因子发挥作用提供良好的环境，与神经营养因子结合或直接作用于细胞膜，使神经营养因子发挥更强的作用；降低谷氨酸神经毒性，调节蛋白激酶活性；抑制一氧化氮合成酶，减少过量一氧化氮的生成。

（5）二甲基亚砜　兼有脂溶性和水溶性，为强极性溶液，能快速透过血脑屏障。它的强极性使其能与水、蛋白质、酶、糖类（碳水化合物）、核酸等迅速结合来发挥生物学作用，现主要用于治疗脑缺血性损害。Kajihara将其用于治疗脊髓损伤，发现能明显减轻脊髓组织的病理损害，促进神经功能恢复。

（6）钙通道阻滞剂　钙通道阻滞剂常用于治疗脑缺血、脑血管痉挛。鉴于脑、脊髓在血流自动调节、对二氧化碳的反应及血脑屏障等方面均相一致，许多学者将该类药物用于治疗脊髓损伤。该类药物在提高脊髓血流量的同时，常引起平均动脉压下降，应用时常需配合全身输血或加用血管收缩药物，维护平均动脉压在97.5~120mmHg之间，以保证局部灌注压。实验表明二者结合应用治疗脊髓损伤，可明显改善神经功能，减少组织损害。其中右旋糖酐具有增加血容量、提高动脉压、稀释血液等作用，将其与尼莫地平联合应用治疗脊髓损伤，可显著提高脊髓血流量，促进神经功能恢复。

（7）兴奋性氨基酸受体拮抗剂　脊髓伤后，给予非竞争性兴奋性氨基酸受体拮抗剂可明显减轻组织水肿、组织损害，促进神经功能恢复。但由于不良反应太大，如抑制呼吸、升压反射等，目前临床上应用较少。

（8）抗儿茶酚胺药物　有抑制去甲肾上腺素合成、耗尽其贮存或阻断其受体作用。常用的有利血平。

（9）血小板激活因子（PAF）拮抗剂　PAF拮抗剂在继发性脊髓损伤中明显减轻组织水肿及钠离子含量，目前未见临床应用。

（10）神经生长因子（NGF）　近来许多学者试图应用神经生长因子促进损伤脊髓的再生修复。用神经生长因子与甲基泼尼松龙联合治疗脊髓损伤，发现二者具有协同作用。目前神经营养因子给药途径还存在许多问题：若全身给药，由于其半衰期太短，在不需要的组织内分解，产生不良反应；局部给药又容易引起感染。现有两种方法正在试用：①将产生NGF的细胞包进一种微小的半通透性的胶囊内，植入所需部位，生产细胞所需的营养物质可以进入此处，其产生的营养因子可以释放，避免了生产细胞与受植者免疫系统的接触。②将NGF与一种分子材料结合，该分子材料可以帮助NGF通过血脑屏障发挥作用。

4.维生素类药物

（1）维生素B_1　该药能促进神经组织的能量供应，改善神经组织的代谢和功能。口服每次30mg，每天3次；肌内注射100~200mg，每天1次。

（2）维生素B_6　该药是合成多种转氨酶的辅酶，并对细胞免疫和体液免疫的维持有一定作用，可调整自主神经的功能。用量为每次10mg，每天3次。

（3）维生素B_{12}　为细胞生长分裂和维持神经组织髓鞘完整所必需。常同维生素B_1配合使用，肌内注射0.25~1mg，每天或隔天1次。新药弥可保（甲钴胺，CH_3-B_{12}）是一种辅酶型B_{12}，有一个活性甲基结合在中心的钴原子上，容易吸收，使血清维生素B_{12}浓度升高，并进一步转移进入神经组织的细胞器内。其主要药理作用是：增强神经细胞内核酸和蛋白质的合成，促进髓鞘主要成分卵磷脂的合成，有利于受损神经纤维的修复。用法：口服，片剂0.5mg，每天3次；肌内注射或静脉注射：针剂0.5mg，每天1次或隔天1次。

（4）维生素C　参与胶原蛋白的合成，并有清除自由基的作用。口服量为每天100~300mg，每天3次；或500~1000mg加入液体内静脉滴注。

（5）维生素E　为维持骨骼肌、平滑肌以及外周血管系统的构造和功能所必需，具有增强机体免疫功能、清除自由基的作用。临床常作为治疗肌痉挛、改善肌力以及运动神经元疾病的辅助用药，常用量为每天口服10mg。

5.骨质疏松的治疗药物

颈椎病为退变性疾患，此类患者部分常并发不同程度的骨质疏松症，因此在治疗时，针对骨质疏松进行治疗，常可有效缓解颈椎病的症状。治疗骨质疏松的药物治疗主要有福善美。福善美是一种新一代双膦酸盐药物，它的特点是具有良好的安全性，服药方便，是目前临床研究资料较多的骨质疏松治疗药物。它被证实能迅速增加骨质疏松患者各个部位的骨密度（BMD），在治疗3个月时骨密度已获得显著性的增加，长期使用能降低包括髋部在内各个部位的骨折发生率。福善美为圆形白色的药片，主要成分是阿仑膦酸钠，每片含相当于10mg的阿仑膦酸钠，药片以铝盒包装，每盒7片。每天1片。作用机制：福善美特异性抑制破骨细胞的骨吸收活性，使骨量丢失减少。作为一种非激素类治疗绝经后妇女骨质疏松症的药物，其优点在于不但能阻止骨质丢失，而且迅速增加骨量，减少骨折的发生。

6.中药制剂

主要根据中医学的"痹"病理论，采用行气活血、消肿散瘀、通络止痛等组方，辅以补肝肾、养气血、祛风湿等药物，从"标"和"本"两方面着手，对颈椎疾患进行治疗。中药制剂多种多样，不同的产品有不同的侧重点。常见的药物有骨刺宁胶囊、风湿液、三七总苷片、沈阳红药、伤科接骨片、正清风痛灵等。骨刺宁胶囊是采用参三七、䗪虫等名贵中药材提取精制而成的纯中药制剂，具有行气活血、通络止痛之功效，用于治疗颈椎骨质增生及由此引起的关节麻木、疼痛等瘀阻脉络证，在抗炎、镇痛和改善微循环方面有一定作用，服用安全，无明显毒性及不良反应。

7.外用药

剂型有膏药、乳剂、油剂等，作用于局部，活血化瘀、消炎镇痛。常用的有扶他林乳胶剂、辣椒痛可贴、伤湿止痛膏、代温灸膏、红花油、白花油、解痉镇痛酊等。

手术治疗

哪些颈椎病患者需要手术治疗？

对于脊髓型颈椎病，一经诊断应当尽早手术。对于其他各型颈椎病，由于绝大部分患者经非手术治疗能获得明显的缓解或治愈，因此应当首选非手术保守治疗，而手术治疗主要是针对症状较严重、经严格的非手术保守治疗无效或疗效不巩固而反复发作者。

因此，患者在被诊断为颈椎病之后，不能一味地寄望于保守治疗，有明显的神经损害，仍不接受医生劝告，不愿手术，将使病情进一步发展，功能障碍难以去除。

一般而言，颈椎病的手术指征是相对的。颈椎病手术比较复杂，有一定风险，因此，手术指征应严格掌握，如果患者存在手术禁忌，则不能选择手术治疗。目前认为颈椎病的病理机制及临床表现比较复杂，应根据不同的病情选择适当的手术方式。有下述情况者需考虑手术治疗。

（1）颈型颈椎病　颈型颈椎病原则上不需手术，只有极个别病例经长期非手术疗法无效，而且严重地影响正常生活或工作者，可考虑手术。

由于目前在颈型颈椎病以及项背肌肌肉筋膜炎的认识上，骨科专家都仍存在一定的分歧，所以对于颈型颈椎病的手术应当非常慎重。

（2）神经根型颈椎病　原则上应首先采取非手术治疗，绝大部分患者不需手术。具有下列情况之一者可以考虑手术治疗：正规而系统的非手术治疗3~6个月没有痊愈，或非手术治疗虽然有效但反复发作而且症状严重、影响正常生活或工作者；由于神经根受到压迫刺激导致所支配的肌肉进行性萎缩者，或肌肉明显瘫痪无力者应当尽快手术；有明显的神经根刺激症状、急性的剧烈疼痛、严重影响睡眠与正常生活者也应当尽快手术。

（3）脊髓型颈椎病　由于绝大部分脊髓型颈椎病患者保守治疗不能有效缓解症状，有一部分患者由于自己不愿手术而采用保守治疗的方法，其中绝大多数在保守治疗期间症状加重或出现不可逆性四肢瘫痪，因此，从原则上来讲，脊髓型颈椎病一经确诊，又无手术禁忌证的话，应尽早手术治疗。对于椎管较宽而症状较轻者，可以适当采取一些非手术治疗，并定期随诊，若治疗无效或症状加重则应尽快手术治疗。

（4）椎动脉型颈椎病　绝大多数的椎动脉型颈椎病应当首选非手术的保守疗法，同时具有下列情况者可考虑手术：颈性眩晕有猝倒史，经非手术治疗无效者；经颈椎椎动脉造影或磁共振椎动脉显影，证实了椎动脉型颈椎病的诊断，保守治疗效果不明显者。

（5）交感型颈椎病　交感型颈椎病绝大多数保守治疗可以有良好的效果。仅仅在症状严重影响患者生活，经非手术治疗无效、经颈交感神经封闭或颈椎高位硬膜外封闭试验证实症状有明显减轻，且证实为节段性不稳定或椎间盘膨出者可考虑手术。但由于交感型颈椎病与神经官能症、更年期综合征等难以鉴别，某些患者甚至可能并发有精神心理因素而使症状夸大，因此，手术指征应从严掌握，手术治疗应当非常慎重。

（6）其他型颈椎病　其他型颈椎病，如因椎体前缘突出的骨赘向前方压迫与刺激食管引起吞咽困难，经非手术疗法无效者，可以手术将椎体前缘突出的骨赘切除，从而解除对食管的压迫。

颈椎病手术不受年龄的限制，但必须考虑全身情况。若肝脏、心脏等重要脏器患有严重疾病、不能耐受者，应列为手术禁忌证。此外，颈椎病已发展至晚期，或已瘫痪卧床数年、四肢关节僵硬、肌肉有明显萎缩者，手术对改善生活质量已没有帮助时，也不宜手术。若颈部皮肤有感染、破溃，则需在治愈这些局部疾患后再考虑手术；严重神经衰弱或精神病患者，则不宜进行手术。

西医学手术治疗的原理和方法是什么？

颈椎手术治疗的基本原理大致可概括为：减轻压迫、消除刺激、增强稳定及制动、防止进行性损害等。手术主要达到的目的为：扩大神经根管、横突孔、椎间孔、椎管，解除或松解对神经、血管、颈髓等的刺激与压迫；去除病变的椎间盘、骨刺及过于肥厚或骨化的韧带，达到减压，消除刺激、压迫和粘连的目的；椎间植骨以恢复或增强颈椎的稳定性，恢复其生理曲线，限制局部活动，防止进一步对脊髓、神经的损害。

临床最严重的就是脊髓型颈椎病和神经根型颈椎病，尤其是前者。手术治疗的基本概念包括：①脊髓、神经组织的减压；②受累节段的稳定；③恢复椎间隙的高度；④获得与脊髓相适应的椎管容积。

颈椎手术的术前准备有哪些？

颈椎手术有其特殊性和危险性，颈部有重要的血管、神经、内分泌腺、气管和食管等组织器官，颈椎结构又复杂，手术难度较大，术中易出现各种各样的意外，术后患者须制动及保持适当体位等，故充分的术前准备是手术成功的关键之一，必须重视。术前准备应包括以下几个方面。

1.心理准备

颈椎病术后尤其是24小时之内由于麻醉、体位等关系可能会有很多不适，如咽喉疼痛、颈部酸胀、取骨处疼痛以及颈后路手术，术前应详细耐心地向患者解释手术的必要性及手术中可能遇到的不适，争取其密切配合，减轻其心理负担。

2.摒弃不良生活习惯

有吸烟习惯的患者应在术前的一段时间戒烟，有咳嗽者应行呼吸道检查，必要时术前可给予药物治疗；不习惯仰卧睡眠者应嘱其适应，因许多患者术后应仰卧位；睡眠质量不佳的患者也可给予少量镇静药物，促使其获得良好充足的休息。

3.适应性训练

适应性训练包括体位训练、气管和食管推移训练及卧床排便训练。

（1）床上练习排便 是术前基本训练的内容之一，因术后需数日卧床，若有排尿困难，需插导尿管治疗，但易引起尿路感染。

（2）气管食管推移训练 颈前路手术入路系经颈内脏鞘（包括甲状腺、气管与食管）和血管神经鞘间隙而抵达椎体前方，故术中需将内脏鞘牵向对侧，方可显露椎体前面（或侧前方），因而术前需进行气管推移训练。以右侧施术为例，具体方法如下：①取得患者配合：气管推移训练易刺激气管引起反射性干咳，故需向患者反复交待其重要性，如训练不符合要求，术中可因无法牵开气管而被迫终止手术，如勉强进行，则有可能引起气管或食管损伤，甚至术后发生喉头痉挛。②手法：患者本人或他人左手用2~4指在皮外插入切口一侧的内脏鞘与血管神经鞘间隙处（紧贴食管），持续性向非手术侧推移；也可由他人以右手拇指进行训练。③训练要求：气管推移训练应逐步施行，开始时每次10~20分钟，幅度可略小，此后逐渐增加至30~40分钟，而且必须将气管牵过中线，如此训练3~5天，即能适应。

（3）体位训练 术前患者要练习手术体位，对于颈椎前路手术，患者取仰卧位，两肩胛部垫一枕头使颈椎略过伸。对于颈椎后路手术患者取俯卧位，所以术前应俯卧位训练以使身体各个重要器官适应术中俯卧位的状态，方法为从胸部到部垫一高软枕，患者俯卧其上，身体自然放松。全麻手术要求患者了解术后所应采取的体位，以免术后颈部过伸过屈使植骨块被挤压而松动脱出，注意全麻后仰卧体位的呼吸道并发症，注意压疮的防治。

4.其他准备

前路手术一般出血不多，不必输血，而后路手术则宜做输血准备。患者手术前须准备好颈托，做术后临时固定颈椎之用。如果后路椎板切除减压范围过大，在加大块骨片架桥植骨时，术前须预制包括头部制动的上半身石膏床。手术前日和当日，还应做好备皮、麻醉前准备、药物过敏试验，必要时要做好配血准备。术前应用镇静及抑制腺体分泌的药物，可静脉滴注一定量的抗生素。手术前要求患者禁食，术前排空大、小便。

颈椎手术方式有几种？

颈椎手术方式可分为前路手术、前外侧手术和后路手术3种。前路及后路应用较多，前外侧应用较少。

（1）前路手术　具有减压和固定两种作用。所谓减压，是指摘除突向椎管或神经根管压迫脊髓或神经根的软性或硬性突出物，以及增厚或骨化的后纵韧带等来自脊髓前方的压迫物。减压后在椎体间植骨，待植骨融合后可以起到稳定颈椎的作用，并保持原有的椎管矢状径，使病变节段的异常活动消除。

（2）前外侧手术　其手术途径同前路手术，但其显露范围应包括椎体前方、前外侧方的椎体横突，要切断手术侧的颈长肌显露横突前壁，开放横突孔以消除对椎动脉的压迫，同时于病节的椎体间开骨槽，刮除椎间盘组织以孤立钩椎关节，切除增生的钩突以扩大椎间孔，消除对神经根的压迫，分离椎动脉与神经根之粘连，术后作椎体间植骨融合术。

（3）后路手术　适用于颈椎椎管有先天性或后天性狭窄，以及颈椎外伤后或后纵韧带骨化等引起脊髓病者。后路手术的方式分为"单开门"、"双开门"、全椎板切除减压，目的都是解除神经压迫；放不放内固定视不同情况而定，如用内固定则同时需植骨融合。另外，上颈椎损伤的术式有寰枢椎融合术、枕颈融合术等。

什么是颈椎病的前路减压？

（1）适应证　①脊髓压迫来自前方，主要是退变的椎间盘组织、椎体后缘形成的骨赘、增厚或出现骨化的后纵韧带以及可能增生的钩椎关节内侧部分。②病变累及1~2个节段（这里所指节段是一个椎间盘加上相邻的椎体）。

（2）优点 ①符合颈椎病的的病理生理特点。②直接清除致压物，并可于椎间隙植骨或植入人工材料。③术中及术后的并发症少。④患者术后病残率低。

经典的手术操作是切除突出的椎间盘、致压的椎体后缘骨赘及部分相邻椎体，必要时切除增厚或骨化的后纵韧带，有时可以同时做神经根减压，然后于椎间植骨融合。10多年来，又逐渐发展了许多新的术式，主要是椎体的次全切除、多间隙减压等，可以获得更加彻底、广泛的减压，并可扩展到更多的节段，手术适应证有所扩大。

手术中是否有必要切除后缘骨赘迄今仍有争议。有报道认为在发生融合的节段，增生的骨赘可以自动吸收，但至今只有影像学证据，还无确切临床证据。贾连顺等认为即使有吸收可能，也要等待漫长时间，所以手术还是彻底减压为妥。Cloward等强调手术中彻底减压的必要性，Bohlman等最初在手术中不做骨赘的切除，但后来的实践使他们改变了做法。现在越来越多的外科医生在手术中切除增生或至少是比较明显的骨赘，并认为这样能确保避免手术后由于椎间隙高度的降低而带来的神经根压迫。

什么是颈椎病的后路减压？

（1）适应证 ①病变累及多个节段（一般是3个以上）。②伴有发育性椎管狭窄巴甫洛夫（Pavlov）比值小于0.8或中央椎管矢状径小于11mm。③同时存在后方黄韧带肥厚，褶入椎管，构成压迫。

（2）优点 能直接显露神经组织，允许手术中直接松解神经根周围的粘连、压迫，并扩大椎间孔减压。

（3）缺点 ①通常是一种间接性减压。②容易造成术后进一步不稳定。

后路减压通常要涉及广泛的椎板切除，常常是颈3~颈6甚至颈7。如有神经根痛存在，行椎间孔切开扩大术、减压神经根，有时减压甚至达到颅颈交界段。

常见的后路手术包括椎板切除术、椎间孔扩大术、单、双开门椎管成形术等。椎板切除术扩大了椎管的容积，但是并没有减少脊髓压迫的动力学因素，事实上反而可能加重椎体间的异常活动，采取的措施是尽量减少对小关节突的切除（不超过50%）或加用后路植骨、内固定等有助于减少这些并发症，椎间孔扩大术在椎间孔切除过大时也可能造成颈椎后凸畸形的发生。

颈椎病的手术治疗中融合是怎么回事？

对单间隙减压后有无必要做植骨曾经存在争议。椎间盘是前柱结构，切除椎间盘后，必然会改变颈椎的力学特性，造成或多或少的生理前曲的丢失。有研究表明34%的病例可以发生自动融合，而66%的病例则形成纤维连接。临床实践证实，植骨有利于恢复椎间隙高度，防止前柱塌陷，维持生理曲度，融合后有利于维持颈椎的稳定性。长征医院对许多外院因手术效果不佳的患者再手术结果表明，忽视植骨是影响疗效、造成症状复发的重要因素之一。目前临床常用的植骨方式有很多，主要是椎体间植骨，包括自体骨、异体骨、人工骨等，目前应用最多的还是保留三面皮质的自体髂骨。植骨时要适当撑开椎间隙，对上下终板去皮质以提供良好的植骨床非常重要，为了提高植骨融合率、减少供区的并发症。近年来，国内外陆续开展了颈椎间融合器的术式，效果满意，但存在椎间隙塌陷、植骨床面积不够、融合器移位等并发症，因此，远期疗效尚需观察。

颈椎病的手术治疗中内固定是怎么回事？

在颈椎病手术基础上加用内固定，近来得到提倡。认为能提高手术节段即刻的稳定、有助于术后早期活动、减少植骨块的移位率、提高融合率、降低住院费用和时间等。对于单节段减压，融合后有无必要使用前路钢板，目前还有争议。

有学者提出加用内固定后会带来类似四肢手术一样的应力遮挡效应，

不利于植骨融合。Andrew等的生物力学研究表明在单节段前路钢板固定时，钢板起到的更多的是应力分担作用，植骨块上下界面仍然能承受足够的压应力。对于颈前路手术减压范围比较广、多节段融合、手术后稳定性的保持值得怀疑时，推荐使用颈前路带锁钢板，采用单皮质螺钉固定；对于超过3个节段的植骨，采用传统的桥接钢板技术跨植骨块固定，容易引起松动和假关节的形成，这时要采取支撑钢板技术；后路手术广泛切除椎板后，是否加用内固定，主要取决于颈椎侧位像及小关节的切除程度。如果术前即有生理前曲的丢失，术后可能进一步加剧，则植骨、内固定是必要的，可以使用关节突钢丝、侧块钢板等。

什么情况下需要采用颈前路手术？

颈前路手术适用于多种颈椎伤病的手术治疗，对颈椎病而言，其主要适用于以下病例。

（1）颈椎间盘突（脱）出症，需行髓核摘除术者。

（2）椎体后缘骨质增生为主的颈椎病，需从前方行以切除骨赘为目的的减压手术。

（3）颈椎不稳症，椎体间关节松动、不稳，久治不愈且无法工作需行手术治疗者。

（4）脊髓型颈椎病节段较少，需行前路减压者。

（5）神经根型颈椎病，需行前方减压摘除髓核者。

（6）吞咽困难型颈椎病，椎体前方骨刺压迫食管引起吞咽困难者。

颈前路手术方式是什么？

1958年Cloward及Smith-Robinson分别报道了颈椎前路手术减压的方法和效果，以后Bailey又有改进，三者进路基本一致，但椎间盘切除和椎体间融合各有不同。Smith-Robinson法是清除病变椎间盘和上下椎体的软骨板，植骨采用自体髂骨块，修成马蹄形，保留软骨板下密质骨，以利植骨块的稳定，能维持椎体间不会塌陷变窄。由于 Smith-Robinson 法切除的骨质较少，对椎间隙两侧和钩椎关节的显露不够充分，有时会影响减压的彻底性。Cloward 手术方法是使用一种特殊的钻孔器，钻入椎间盘直达椎体后缘皮质骨，用刮匙清除孔底椎间盘残余和骨嵴，再用撑开器将骨孔扩大，植入从自体髂骨取下的骨块。Cloward 法对椎间隙外侧和钩椎关节提供了良好的显露，从而可以使神经根获得充分的减压，但是，由于植骨块位于椎体中部松质骨内，较之边缘硬化骨易于塌陷。如果钻孔和椎间盘切除符合标准，Cloward 法是治疗颈椎间盘突出症和颈椎病安全有效的方法。而 Bailey 法是在椎体前方，椎间盘上下软骨板开槽切除，槽深也可达后纵韧带，然后植骨融合。此方法同样将植骨块置于松质骨区，也存在骨块塌陷的可能，但其在减压过程中，术野相对较大，便于术者在术中辨清硬膜囊，有利于减压的彻底。这三种方法的减压范围仅限于切除椎间盘及其软骨板或部分椎体，对椎管前壁的骨嵴并不做过多处理，并认为椎体间固定后，骨赘可以部分吸收，但单纯切除椎间盘和软骨板周围的增生骨质，在许多情况下减压是不够彻底的，即使有吸收功能，也要等待漫长的时间。

1.前路扩大减压

前路扩大减压是理想的手术方式，将椎管前壁增生或突入椎管内的骨赘刮除，或用特制的冲击式咬骨钳咬除，可以及早解除压迫神经根和脊髓的致压物，又可扩大椎管容积，特别是扩大椎管矢状径。

（1）体位　患者仰卧在可通过X线的手术床上，双肩下方垫以软枕，头颈自然向后仰伸；此时，于颈后部放置一中号沙袋或圆枕，维持颈部的自然仰伸状态，并便于术中切骨操作；于后枕部垫以软圈，头部两侧各放置一小沙袋起固定作用。

（2）切口选择　常用于颈椎前路减压之切口为横形或斜形切口，根据减压阶段和范围酌情选择。①横切口：颈部横切口既符合颈部的皮纹走行，术后又不致引起挛缩，且切口瘢痕甚小，基本上不影响美观，因此临床上选用最多。该切口起自胸锁乳突肌中点至颈中线对侧1cm，全长5~7cm。切口水平高度视病变部位而异，对颈椎病患者，一般颈6~颈7和颈5~颈6椎节分别在胸骨柄上2~3cm和3.5~4.5cm处。本切口虽较小，但如能充分游离颈深筋膜，一般可较满意地暴露颈2~胸1椎体前方。②斜形切口：沿胸锁乳突肌内侧缘由外上方向内下方之斜行切口，对上颈椎暴露有一定优点，尤适用于前路多节段施术或需行钢板固定者，但该切口术后易引起切口的直线挛缩而有碍美观。

（3）原则上是哪里有压迫，哪里就应该减压，但过多节段的减压和融合，势必在一定程度上影响颈椎的力学稳定性和活动度。临近节段的椎节由于应力加大会出现过度活动，久之会出现新的退变造成新的压迫，如果融合达4~5个椎体，则意味着除枕颈和颈1、颈2以外，其他运动节段都做了融合固定，经过一定时间后，因为劳损和长期运动的损伤常可引起未固定的节段产生脱位或半脱位，一般融合2个间隙或3个间隙即可获得充分减压的目的。

2.椎体次全切除术

近年来在环锯钻孔的基础上，采用椎间盘和椎体上连续钻孔开窗减压，窗底四周骨壁、骨性突出物和增生物均咬除，即椎体次全切除术。窗的上下壁均为椎体骨质，再取长的髂骨条或腓骨条，修成带盖形，且略大于骨窗，在做颈椎牵引下将骨块植入窗内。带盖的移植骨可以防止骨块滑入过深，植骨块深度比椎体前后径短3~5mm，以保证减压后椎管矢状径的长度。多节段颈椎病常需彻底的椎管前路减压。

3.前路椎体次全切除术

对多节段颈椎病，如果术前影像学提示，相邻两节段的骨赘已累及椎体中部，或患者存在先天性颈椎管狭窄，椎体中央的脊髓也受压，那么最好而又简单的方法是行前路椎体次全切除术，以保证达到对椎管及神经根的减压。具体手术方法为：颈前路暴露到达要切除减压的椎体后，于骨膜下向两侧分离颈长肌至椎体侧方及侧后方椎体之间的凹陷处，此即椎体的前壁已完全显露，也是前路椎体次全切减压宽度的标志。切除椎体上下相邻的椎间盘，用尖嘴咬骨钳咬除椎体前方的骨质，再用刮勺或高速磨钻去除剩余的松质骨达椎体后方骨皮质，也即椎管的前壁。椎体后缘皮质骨相对较薄，应小心地用磨钻或刮勺将其去除进入椎管。进入椎管的方法通常有两种：一是在椎间隙水平，通过去除剩余的髓核、纤维环，然后扩大切除椎体后缘；二是在椎体中间骨质较薄处，开出骨孔，然后扩大切除剩余的骨质和椎间盘组织。通常第一种方法比较安全，但是当椎体后缘骨赘形成较大，椎间隙水平脊髓受压严重，则要考虑采用第二种进入椎管的方法。进入椎管后，比较棘手的问题是椎体侧壁滋养血管的出血，可通过骨蜡封堵、明胶海绵和止血纱布填塞止血。

对于减压中后纵韧带是否切除，有些争论。部分专家认为，椎体次全切后已达脊髓减压，且后纵韧带的切除，增加了手术的风险和手术时间，后纵韧带切除进一步破坏了颈椎的稳定性，因此不主张切除后纵韧带。但也有专家认为，后纵韧带切除有助于脊髓压迫的彻底减压，对于椎体次全切的患者，颈椎稳定性的维持并不依赖后纵韧带是否保留，而是在于减压后的植骨融合和内固定是否确切、牢固，因此主张切除后纵韧带。

前路手术的植骨方法较多，目的是既能达到骨性融合使植入骨块牢固而不致松动，又要使术后颈椎椎骨纵轴长度不至缩短，故植入骨块的形状与方法因人而异。

通常所说的侧前方手术是什么？

1968年Verbist率先报道了颈椎侧前方进路，切除椎体侧方骨质以松解椎动脉和神经根。其进路和前路相同，暴露椎体和两侧颈长肌，外侧以横突结节为标志，沿横突前板向中间剥离颈长肌并游离之，伸入弯头血管钳导入2根中号丝线，于远近端分别结扎后切断该肌。向上下翻开颈长肌暴露钩椎关节和横突孔的前壁。有两种操作方法：一种是先在椎间盘上钻孔，直达椎管前壁，然后切除钩椎关节，切开椎间孔；另一种为先切除横突孔前壁。这两种操作均需十分细致，在切除或咬除骨质时不应暴力撕拉，以免大出血，Verbist称此手术为钩椎关节切除椎间孔切开术（Uncoboraminectomy）。若能应用微型电钻，手术安全性会增大。

这种手术治疗椎动脉型和神经根型等混合型颈椎病有是效的，但它也有一定局限性，因为暴露手术野范围较小，不能随意扩大，一次手术只能做一侧。在咬除钩椎关节快到椎间孔时，椎间孔内有根动脉和根静脉通过，咬骨钳若不慎撕拉该血管，即可大出血，一旦出现出血切忌慌张，立即用明胶海绵压迫可以止血，切忌盲目钳夹。

什么情况下需要采用颈椎后路手术？

一般颈椎病患者多从前路施术，但如果具有以下情况者，则应酌情考虑先行后路手术或是在前路手术后酌情后路手术。

（1）颈椎病并发发育性椎管狭窄者　椎管矢状径明显狭小绝对值小于10mm伴有明显感觉障碍症状者，原则上先施后路减压（而后再酌情行前路减压术），因为此时脊髓后方受压更为明显，但对个别病例，可能因为椎管前方致压物、并以运动障碍症状为主者，仍以前路减压手术为宜。椎管矢状径相对狭小，即矢径小于12mm，并以运动障碍为主者，一般宜先行前路减压，而后再酌情行后路减压。当然对感觉障碍为主者，则应考虑先行后路手术。

（2）颈椎病并发黄韧带或后纵韧带骨化者　颈椎病并发黄韧带骨化者，需同时切除黄韧带，可酌情先行后路减压术；但颈椎病并发后纵韧带骨化，骨化率<30%，且以运动障碍先发者，一般多需先自前路切除病变之髓核及新生的骨赘，术后再根据病情恢复的具体情况酌情是否行颈后路减压术；而后纵韧带骨化率大于30%者，易以后路手术为宜。

（3）颈椎病并发有继发性、粘连性蛛网膜炎者　如行颈前路减压术后仍有根性症状时，则多需行蛛网膜下隙探查及粘连松解术。此类病例既往发病率较高，近年来随着新型造影剂的问世及MRI的广泛应用，此种情况已少见。

（4）颈椎病节段多、范围广　通常病变超过3个节段以上者宜行后路减压。

颈后路手术的术前准备有哪些？

颈后路手术与颈前路手术一样，具有高风险、高难度及高要求等特点。因此，为了防范意外情况的发生，在手术前必须做好充分的准备工作。主要内容包括以下两个方面。

1.颈后路手术的术前准备

（1）术前一般准备　与颈椎前路手术一样，其基本准备工作包括：全面而仔细的体格检查，严格的手术审批手续，向患者及家属（或单位）交待病情及术中、术后可能出现的各种意外。此外，主治医师需要设计手术方案，并对患者进行严格的术前训练等。

（2）体位及肌力训练　术前训练方面视病情而异，对一般病例除了床上肢体功能与肌力锻炼及大小便训练外，尚应包括床上俯卧位训练。由于此类患者在行颈后路手术时，均需俯卧状，将头置于特制的头架上，因此易引起呼吸道受阻，术前必须加以训练；尤其是对于肥胖、年龄大及长期吸烟者，在加强训练的同时，还应做肺功能检查。为了使患者能多适应这一体位，一般在术前3~5天嘱其俯卧于床上，持续时间逐渐延长，以使其适应，开始时可每次10~30分钟，逐渐增加至2~4小时。对涉及高位颈髓施术者，为防止术中意外造成呼吸骤停，应给患者分别预制背侧及腹侧石膏床各一个，其长度上自头顶部，下至双大腿中部，眼、耳、鼻、口处呈开放状，以便于观察及气管插管，术前亦应让其试卧，以求术中能够适应。

（3）颅骨牵引　对于伴有颈椎不稳定性损伤者，在术前尚应考虑患者是否在术前行颅骨牵引，尤其是枕颈及寰枢不稳的病例。为防止麻醉及术中因颈部活动过多而造成意外，一般应于术前2~3天（或更早）先施以颅骨牵引术。

2.颈后路手术前一日准备

（1）备皮及全身卫生准备　术前要求对患者理发、洗头，同时应按照常规备皮，其范围包括头部、颈部与上背部，如术中需取自体骨移植，尚应对供骨区（一般多为髂骨）同时进行准备。

（2）麻醉前准备　一般多选用全身麻醉，故手术前日及手术当日清晨口服鲁米那0.1g。需气管插管行全麻者，应于术前半小时肌内注射阿托品0.5mg，或按麻醉医嘱另给其他药物。

（3）处理颅骨牵引弓　对术前已行颅骨牵引之病例，为防止在患者搬动过程中牵引弓滑脱，应常规先将牵引弓螺丝拧紧半圈至1圈，之后在牵引下将牵引弓自床头解下，由专人负责，并在徒手牵引下随患者搬至手术室推床上；而后再将牵引重量加上1~1.5kg即可（勿需过重）推至手术室，并按同样要求搬至手术台上维持牵引，此时，尚应检查在牵引过程中有无阻力，并设法消除之。

（4）其他　其他准备与颈前路手术基本相似，包括药物过敏试验、禁食、术中物品和药品备用、预防量抗生素的应用及排空大小便等。

颈后路手术的体位是怎样的？

颈后路手术临床上多取后方中线入路，常用体位主要为俯卧位，亦有人习惯侧卧位者，而坐位施术因为有可能引起致命的气栓病，目前已少用。现分述如下。

（1）俯卧位　为最常用之体位，对于一般颈后路手术患者，可让其直接俯卧于手术床上，于手术床之头侧另加一向外延伸的头圈固定头颈部。该头圈为自制式产品，外方包以海绵及纱布，不用时可以取下，使用时将其直接插于手术床的头板处。将患者前额及面部置于头圈上，使患者双眼、鼻、口及面部处于暴露状态，以便于台下观察，并保持呼吸道通畅及供给氧气。该头圈可上下升降、旋转及向侧方倾斜，使用时，将其放置略低于手术台平面位置，以使头颈部略向前屈，如此则有利于手术操作和椎板之暴露。对颈椎病涉及高位颈椎或伴颈椎椎节不稳者，多让患者卧于预制的石膏床上，该石膏床颜面部呈敞开状，以便于观察及必要时采用气管插管及供氧，颈部亦应略向前屈。病情需要时，亦可在颅骨牵引下施术。

（2）侧卧位　即让患者侧卧于手术床上，一般多用于半侧椎板减压，或用于单纯性根性减压的钥匙孔开孔（Keyhole）手术。

（3）坐位　即让患者坐于定型之手术椅上，将头颈部固定后施术。此虽有利于保持呼吸道通畅，但术中如遇静脉破裂，易引起空气栓塞而发生意外，因而目前已少用。

颈后路常用手术方式是什么？

1.椎板切除减压术

椎板切除减压术是通过切除单侧或双侧椎板来达到减压及切除病变目的之术式，临床上使用广泛。按椎板切除范围的不同，椎板切除减压术可分为半椎板切除术、常规椎板切除术与扩大性椎板切除术3种。各种术式均有其相应的手术适应证及特点，分述如下。

（1）颈椎半椎板切除术　颈椎半椎切除术是通过切除一侧椎板而达到减压目的的术式。因其对椎节的稳定性影响较小，在临床上应用较多，适用于椎管狭窄相对较轻，颈椎病表现以单侧为主者。操作时先用薄型咬骨钳或微型磨钻，在拟行减压的椎板间隙开一缺口，然后从开窗处向上或向下切除椎板达预定范围，再以薄型咬骨钳或尖刀片切除其下方的黄韧带，以暴露一侧之硬膜囊，从而达到减压的目的。

（2）颈椎常规双侧椎板切除减压术　即以切除颈椎双侧椎板达到减压或暴露椎管为目的之术式。该术式较为简便，在临床上广泛选用，但其对椎节的稳定性影响较大，多需同时辅以植骨融合术，否则易发生医源性颈椎不稳，甚至后突畸形，因而对于切除范围较大者，可酌情选用内固定。该术式是在上述的半椎板切除减压的基础上对双侧椎板均施行切除，从而使整个硬膜囊后部获得减压。由于该术式可影响颈椎的稳定性，因而在切除后可行椎板间髂骨植骨融合术或棘突间"H"形植骨术。

（3）颈椎后路扩大性椎板切除减压术　此种术式是在常规双侧椎板切除减压的基础上，向椎板两侧扩大减压范围达两侧小关节的一部或大部的术式。有学者认为：单纯性椎板切除减压术，既使术中将双侧齿状韧带切断，对来自椎管前方压迫的颈椎病亦难以取得满意疗效，此主要是由于双侧小关节后壁以及脊神经根本身的牵拉与固定所致，因此，将双侧椎间孔后壁切开的广泛性颈后路减压这一术式，从减压角度来看，当然更为彻底。但对颈椎的稳定性破坏过多，势必影响远期疗效，因此在选择时需全面加以考虑。

2.颈椎椎管成形术

凡涉及颈髓及颈脊神经的疾患，大多与颈椎的椎管或根管相关，尤其是在椎管狭窄基础上的颈椎病。因此，如何恢复与扩大椎管内径，尤其是椎管的矢状径，是消除这些疾患病理解剖与病理生理的基本条件。为克服颈椎椎板切除后颈椎不稳之弱点，在扩大椎管内径的同时，尽可能保留颈椎的稳定性，有学者提出了颈椎椎管成形术。该术式最早由日本学者平林和中野等人报道。早期的术式是通过将椎板一侧全切断，另侧仅外板切断、并造成骨折及移位而扩大椎管矢状径，从而获得扩大椎管矢状径及减压目的。之后又不断有新的术式出现。目前临床上较为常见的、有代表性的术式主要有：单（侧方）开门式椎管成形术、双（正中）开门式椎管成形术、"Z"字成形术、半椎板切除椎管成形术及棘突悬吊式等数种。

（1）单（侧方）开门式椎管成形术　单开门椎管成形术在临床上最为多用，此种术式在操作上较为简便，且疗效较为稳定。其通过切除一侧椎板之外板及另侧椎板全层，然后对棘突加压而扩大该椎板切开处间距，另侧外板切开形成骨折从而达到扩大椎管矢状径之目的。被切开的椎板间隙越大，该段椎管矢状径亦增加越多，其宽度每增加1mm，矢状径约增加0.5mm；将椎管矢状径扩大后，为维持其有效间隙的间距，防止再关门，最好将棘突缝合固定至椎板骨折侧的椎旁肌中，以降低关门率。尽管80%以上的病例有效，但术后易出现"关门"或椎板切开处有骨痂形成，以致重新引起症状，甚至症状明显加重。

（2）双（正中）开门式椎管成形术　此种术式是在单开门式椎管成形术的基础上，将双侧椎板均咬除外板，然后自棘突正中劈开，将椎板掀向两侧，在两侧椎板处均形成骨折，从而达到扩大椎管矢径的目的。不仅明显增加了椎管的矢径，且"关门率"较低。此法从扩大椎管矢状径角度来说，较之前者为理想，且符合脊髓之圆柱形结构，使其获得较均匀的减压。但其在操作上难度较大，易误伤，应注意。

（3）半椎板切除椎管成形术　由于开门术术后"再关门"发生率较高，其远期疗效欠满意，我们在临床实践中发现在切除半椎板的基础上尽可能多地扩大切除范围同样可以达到增加椎管有效空间的目的，因而该术式为在切除单侧椎板后对椎管进行减压之后用特种薄型、尖头的颈椎椎板冲击式咬骨钳，将残存的椎板及棘突前方的后弓壁逐块逐块地切除，直达对侧椎管后壁。必要时切除小关节内侧壁骨质，以使其从侧方获得最大限度的减压。

（4）颈椎后路"Z"字成形术　"Z"字成形术是先将棘突切除，再将椎管后壁用微型锯等器械切成"Z"形，此后向两侧掀开，而达到扩大椎管矢状径之目的。本法在实施过程中一定要细心、耐心，否则，稍有疏忽即可造成难以挽回的后果。

颈椎后路手术的并发症有哪些？

后路手术由于直接探查椎管，有可能损伤脊髓。全椎板切除减压术会破坏颈椎稳定性，产生"鹅颈畸形"，即上颈椎椎节前凸、下颈椎椎节后凸，又会产生脊髓压迫症状；椎板成形术在理论上是一种比较理想的手术方式，实际操作中除脊髓损伤外，铰链侧椎板可完全骨折，椎板呈游离状态，使成形术失败。创口缝合前，若止血不彻底，局部出血形成血肿，该血肿如发生在开门部的硬膜外可引起压迫，使临床症状加剧；其次，开门后如固定不牢固，已经开门的椎板有可能再度关闭，若开门侧椎板关门后椎板边缘陷入关节突内侧，进入椎管，则使椎管狭窄加剧，甚至变成新的致压物。颈椎后路手术方式有多种，必须根据患者病情及医生本人技术熟练程度加以选择。具体操作时应注意：

（1）由于颈后部软组织丰富，显露时较易出血，术中应注意止血，以保证术野清晰。

（2）无论做半椎板或全椎板切除或行椎管成形术，颈2作为颈后肌肉的附骊点，尽量予以保留，加之颈2椎管较宽，该节段较少受累。

（3）对术前即有颈椎不稳征象，或术中椎板和小关节突切除较多，估计术后会产生不稳定或畸形者，应酌情辅以内固定，如侧块螺钉系统等，同时应予植骨融合。

（4）术中减压时，操作必须仔细、轻柔，尤其对椎管明显狭窄者，使用器械必须精细，防止医源性损伤。

（5）颈椎病后路手术减压效果除病变程度本身与术式选择外，还受颈椎生理曲度变化的影响。当颈椎生理曲度变直，或呈后凸状态时，后路椎板切除或椎管成形术后，脊髓向后移位困难，使神经功能障碍改善不明显，因此必须设法恢复颈椎生理曲度，可采用内固定加植骨融合方式重建颈椎生理前凸，以提高颈椎病后路减压治疗效果。

颈椎病术后体位应该注意什么？

颈椎术后维持一个合适的体位相当重要。一方面有利于术后创面的稳定和恢复，另一方面可改善呼吸循环功能，减少术后并发症。没有一个合适的体位，轻者可增加患者的痛苦，重者可引起呼吸循环功能障碍、脊髓损伤以至死亡，因此对于术后体位的重要性以及潜在危险应有足够的认识，以减少不必要的麻烦。

颈椎不同的手术方式，其术后要求的体位各不相同。

（1）颈椎内固定手术　无论是前路还是后路，只要其所应用的内固定能使颈椎术后的患者获得坚强的稳定，这样的术后体位要求相对较少，术后可以早期采取坐位或下床活动。

（2）上颈椎手术　如单纯行植骨融合术，则多需平卧于石膏床一段时间（通常为3个月左右），然后再改用头颈胸石膏外固定。在用石膏床期间，患者翻身以及大小便等活动均不能离开石膏床，以免植入骨块移位而影响手术效果。

（3）下颈椎手术 施行前路减压植骨术未给予内固定或颈椎手术内固定不确实，为避免植入骨块脱出或内固定松动，要求术后必须卧床，颈部活动要尽可能减少，尽可能保持头部与身体垂直，即使是在翻身时也应保持，出院时进行颌颈胸石膏外固定。

颈椎病术后切口处理应该注意什么？

术中操作是影响手术效果的重要因素，而手术切口处理的正确与否同样影响到病情的康复，避免患者不必要的痛苦。

1.术后引流管

颈椎外科手术后为避免术后因创面渗血所形成对脊髓、气管的压迫，必须在术后常规放置引流管以促进渗液流出。由于颈椎手术位置较深、皮片引流效果较差而多用半管引流，引流管一般放置24~48小时，最长一般不得超过48小时，放置时间过长可延长创口愈合的时间，增加感染的机会。

2.术后换药

术后的2~3天内，由于创面未愈合以及引流管的存在，细菌可沿着引流管、切口及缝线等通道侵入创面，因此覆盖创面的敷料需经常更换以保持切口清洁。研究发现，在切口的每克组织中细菌数达到105个以上时即可使切口感染，而经过术后抗感染及换药等处理，可以抑制细菌的繁殖。

换药的要点：①换药要遵循严格的无菌操作，医师要戴好口罩、帽子，换药碗中的两把镊子要分工明确。②换药时病房要清净，避免闲杂人员走动。③换药的次数依创面渗出物的多少情况而定，以覆盖敷料不湿透为度，及时更换。④换药时手法要轻柔，尽量减少患者的痛苦。

3.切口并发症的处理

（1）脑脊液漏 术中由于硬膜与周围组织有粘连，在手术减压时可能损伤硬脊膜，有时在切取后纵韧带时可将硬膜切开，其主要表现是术后创口引流出大量淡红色稀薄液体，患者可有头痛感。对于有脑脊液漏的患者，其处理主要是：取平卧位，头下去枕，拔除引流管，以厚纱布覆盖颈部切口适当加压。一般情况下，24~48小时后，脑脊液漏即可得到控制，通常不影响创面的愈合及病情的康复，严重者需做全身调整。

（2）感染　颈椎手术切口感染概率0.1%~1%，主要见于年老体弱、抵抗力低下、患有糖尿病、慢性肾衰竭等疾病的患者，一般发生在术后1周左右。处理：①脓肿未形成时，加强抗生素应用及创面换药。②脓肿形成后，拆开部分切口缝线将创面敞开以利脓液引流，必要时放置引流物；对脓液进行细菌培养及药敏试验以选择敏感抗生素；加强创面的换药处理及营养支持。

（3）脂肪液化　脂肪液化主要见于颈椎后路手术，尤其是体型肥胖者。脂肪液化后，切口周围无红肿及跳痛感，但创面有淡黄色较稀的液体流出。液化后流出的液体多不含细菌，如液化流出的液体少，一般不做特殊的处理；如伴有感染，处理同上。

颈椎病术后常规治疗应该注意什么？

（1）抗感染　颈椎手术一般均为I类手术，术后感染的概率很小，约0.1%，但由于其创面一旦感染情况就比较严重，为安全起见，术后应常规应用抗生素以预防感染。由于抗生素为预防性的应用，故无须使用高级的抗生素，通常情况下青霉素640~800万单位/天，静脉滴注即可。只有在手术相对较大、手术操作时间长、患者体质弱抵抗力较差、糖尿病患者或在其他部位有感染灶存在者，手术后应用抗生素，档次可适当提高，可选择头孢菌素类。颈椎手术预防性使用抗生素，一般为3~5天。

（2）止血药的使用　颈椎手术在止血彻底时一般术后出血较少，但为避免术后渗血对脊髓、气管形成压迫，也使用止血剂，以减少术后渗血，使用时间一般为3天左右。常用止血剂有：

止血敏（Dicynone酚磺乙胺）：能促使血小板数量增加，增强血小板聚集和黏附能力，促进凝血活性物质释放，缩短凝血时间和出血时间，加速血管收缩，增强毛细血管抵抗力，减少毛细血管渗透性。止血敏作用迅速，静脉注射后 1 小时就达最高浓度，维持有效时间 4~6 小时。用法：成人 2.5~5.0g/d；儿童 50mg/d，加入 5% 葡萄糖注射液或生理盐水中静脉滴注。

止血敏为促进凝血因子活性的止血药且作用较弱，无抗纤维蛋白溶解作用，因此，在临床上常和止血芳酸共同使用，两者可有协同作用。止血敏与其他类型的止血剂混合没有配伍禁忌，但不宜与其他药品混合，因这样一方面稀释了止血敏中的抗氧剂，另一方面延长了止血敏与空气和光线的接触时间，势必加速止血敏的氧化变色。止血敏亦不宜与碱性药液配伍，pH 值越高，越易变色、失效。

止血芳酸（PAMBA 氨甲苯酸）：止血芳酸能抑制纤维蛋白酶原的激活因子，使纤维蛋白溶解酶原不能激活为纤维蛋白溶酶，对因局部或全身纤维蛋白溶酶活性增高引起的纤维蛋白溶解有明显的抑制作用，从而达到止血的目的，减少因手术引起的纤溶亢进而导致的出血。用法：成人 0.25~0.5g，每天 1~2 次，加入 5% 葡萄糖注射液或生理盐水稀释后缓慢静脉滴注；儿童 0.1g，每天 2~3 次。静脉滴注有效浓度可维持 3~5 小时。

止血芳酸不易形成血栓，但用量过大可促进血栓形成，故有血栓形成倾向或有血栓栓塞史者禁用或慎用。有肾功能不全者慎用。

（3）糖皮质激素的使用　地塞米松（Dexamethasone 氟米松）属糖皮质激素，具有很强的抗炎作用，对各种因素引起的炎症反应均有明显的抑制作用，在炎症早期能抑制炎症细胞（淋巴细胞、巨噬细胞等）向炎症部位移动，抑制前列腺素（PG）和白三烯（LT_3）等致炎活性物质的合成，稳定溶酶体膜，减少 5-羟色胺、缓激肽、慢反应物质的释放，增加血管对儿茶酚胺的敏感性，使血管收缩、降低毛细血管的通透性、减少渗出，从而缓解红、肿、热、痛等症状。在后期可抑制纤维母细胞的增生，减少胶原纤维生成，延缓肉芽组织生成，防止粘连和瘢痕形成，提高机体对细胞内毒素的耐受力，缓和机体对内毒素的反应，减轻细胞损伤，缓解毒血症状，抑制缩血管活性物质的缩血管作用，解除小动脉痉挛，减少心肌抑制因子形成，有保钠排钾作用。

地塞米松的用法：一般为每天 20~40mg，加入葡萄糖注射液中静脉滴注。由于手术所导致的脊髓损伤及创面的炎性反应在48~72小时达到高峰，故在术后3天左右减量，为避免地塞米松的不良反应，使用1周左右即可停药。

（4）利尿剂的使用 速尿（Furosemide呋喃苯胺酸）为非渗透性利尿剂，借细胞膜离子传递作用于肾脏产生快速强力利尿作用，亦能抑制脉络丛分泌脑脊液。临床上速尿在防治脑、脊髓创伤性水肿方面取得良好的效果。目前，国内外越来越多的人主张将速尿作为治疗创伤性脑、脊髓水肿的首选药物。用法：一般为20~40mg，每天1~2次，加入5%葡萄糖注射液中静脉滴注，使用3~5天即可停药。使用过程中应注意防止低钾血症。

（5）雾化吸入 进行颈椎手术，由于全麻插管的作用，对咽喉以及气管产生刺激作用，甚至黏膜损伤，拔管后为避免呼吸道感染，稀释呼吸道分泌物，促进支气管内分泌物排出，减少肺部并发症，可通过雾化吸入的方式将庆大霉素、α-糜蛋白酶以及地塞米松等药物吸入。超声雾化形成直径为0.8~1μm的微粒，可有效地将雾化物送达肺泡。雾化吸入一般每天2次，持续使用3~5天。

（6）β-七叶皂苷钠的使用 β-七叶皂苷钠（β-AESCIE）有显著的抗炎、抗渗出、消肿作用，并能清除氧自由基、改善微循环、增加静脉张力，对手术治疗及创伤性肿胀有利。用法：20mg加入10%的葡萄糖液500mL静脉滴注，每天1次，一般使用7天左右；儿童3岁以下0.1mg/（kg·d），3~10岁0.2mg/（kg·d）。

颈椎病术后护理应注意什么？

任何手术的成功，除了在术前充分准备、术中良好操作外，术后的观察、护理等也同样起着十分重要的作用。颈椎病手术由于其解剖位置的特殊性，术后的处理则更应放在相当重要的位置上。据报道，颈椎手术意外死亡一般以手术后多见，且主要发生在术后24小时内，因此，对颈椎病患者术后的观察、护理应予以高度重视，尤其是术后24小时内，是并发症多发的危险期。

在颈椎病手术完毕，患者回到病房时，医生、护士应准备好输液架、血压计、气管切开包、静脉切开包、氧气瓶、吸引器等急救物品，以备应急之用。要及时观察血压、脉搏，密切注意呼吸情况，若出现呼吸困难，且伴有颈部增粗，要考虑可能是颈深部血肿压迫气管所致，应立即采取紧急措施。同时要注意头颈部的制动，减少颈部活动的次数及幅度，头颈两旁各置沙袋1个，以固定头颈部，防止植骨块或人工关节的滑出。切口处压以消毒巾包裹的200~250g沙袋1个，以减少出血。此外，为了预防脊髓反应性水肿，可给予50%的葡萄糖液、地塞米松、甘露醇等药物。同时也可适当给予抗生素预防感染。

预防为主的护理工作十分重要，需要预防压疮及全麻后呼吸道感染，严密观察有无血肿压迫脊髓的症状出现。

颈椎病术后患者要注意哪些问题？

手术完毕后，患者也有许多工作要予以配合。首先，要按照医生、护士的要求，不要随意起床活动，以免不测。另外，为减少呼吸道分泌物，除了蒸气雾化吸入外，应多吃冷饮，以减少咽喉部水肿、充血；为防止肺部并发症，应做深呼吸，有痰时应尽量咳出来；为预防尿路感染，要争取早些拔除导尿管，尽可能自行排尿；为有利于早期恢复，可在床上进行一些四肢小范围的活动。

尽管颈椎手术后存有一定的危险性，但是，只要医生、护士和患者共同配合，这种危险性是可以大大减少的。

（1）前路手术与前外侧手术　颈椎前路手术一般包括前路减压和植骨融合术，术后马上戴用石膏围领（术前做好），一般用颈部石膏围领固定的时间为6~8周。术后5~6天，如果病情许可，可在医护人员的指导下佩戴颈托在床上坐起或下地活动。

对于颈椎病前路手术，术中通常需植骨融合椎间隙。术后3周内，应绝对避免颈部过度前屈后伸及左右转头动作，以免植骨块向前脱出压迫喉返神经、器官及食管，或向后脱入椎管压迫脊髓造成截瘫等需急诊手术的严重并发症。

自体骨移植术后2~3个月可达到骨性融合。异体骨移植需时较久，视植骨有无吸收或有无缺血性坏死而定，如果发生此类现象，则宜延长颈部外固定时间，直至X线检查证明已呈骨性融合为止。在此期间，应避免颈椎屈曲，防止压塌植骨块而使椎间隙变窄，影响手术效果。

（2）后路手术　单纯椎板切除，术后平卧即可。若做椎管探查、硬脊膜切开、齿状韧带切断以及硬脊膜不缝合者，术后应取头低足高位仰卧3天。术中牵拉脊髓必然使之出现程度不等的肿胀而影响其血循环，不但妨碍神经病变的恢复，甚至可以增加原有脊髓退行性变的程度。可用氟美松5mg加入10%葡萄糖液500mL中快速静脉滴注，每天2次，共5~7次；或用50%葡萄糖液60mL，每天静脉推注2次，与氟美松交替应用；同时应限制摄入量。患者5~6天可佩带颈托下地活动，3个月左右X线片证实植骨愈合后，再逐步恢复日常活动。

颈椎病手术疗效及其影响因素有哪些？

颈椎手术的疗效是由多方面因素决定的，无论是前路、后路或侧前方手术，其目的无非是减压和稳定，因此，手术时机的选择是疗效好坏的首要问题。在受压的神经血管组织未发生不可逆性损害之前手术，有可能获得良好结果，反之即使减压再彻底也无济于事。除手术操作的准确性以外，下述因素也需高度注意。

（1）诊断是否正确　颈椎病常易与颈椎肿瘤、先天畸形或脊髓空洞症等混淆，此外还有侧束硬化症等，若按颈椎病治疗，疗效必然欠佳。

（2）手术部位和进路选择　准确选择手术减压部位方能准确切除致压物。前路手术看不到致压物，术前应认真地参阅影像学资料，若致压物来自前方应行前路手术；若有明显的黄韧带肥厚内褶，则应考虑后路手术。

有时磁共振矢状切面层可见脊髓呈串珠状改变，提示椎管狭窄，前后方均有致压物，单做前路，虽能获得一定改善，但不能彻底缓解，此时需于3~6个月后再行后路手术。

（3）病程长短　前已述及，神经组织受压后缺血时间过久会产生变性，甚至发生不可逆性改变，故一旦确诊且有手术指征时，不宜过久地采取保守治疗，尽早手术是关键。

（4）减压范围　单个椎间盘引起的颈椎病，经减压后75%~94%可获得良好疗效。若系多个椎间盘病变，而椎间盘切除数目较病变者少，减压不完全，效果不好，但过多切除椎间盘，效果也未必满意。

（5）骨赘吸收问题　有作者报道椎体间融合后，经1年时间，有50%骨赘可吸收或变小，因而有些作者主张不必完全切除致压物，这种做法会使术后神经组织继续受压，其恢复也延误，故笔者主张一次性完全清除致压物。

颈椎病手术后病情发展趋势有哪些？

颈椎手术是否有效，与病情本身所处的状态有重要关系。外科医生和患者都应该懂得，外科手术所能做的仅仅是解除脊髓外周的压迫，稳定病变节段，但对脊髓神经内的病变，则不是手术直接能够解决的；手术对病情的发展走势，可能起到阻断的作用，也可能无法逆转病情的走势；对有神经变性的患者，手术后的效果也许并不理想，这点务必明确。根据长征医院1万余例颈椎手术随访情况，我们观察分析了神经根型与脊髓型颈椎病手术后的结果，其中神经根型的手术效果较好，但主要取决于诊断的精确性，大量病例的观察表明，90%的患者结果优良（术前手臂疼痛消失，神经障碍消除），7%的患者一般（术前症状有缓解但不完全），3%效果差（术前症状无改善或加重）；脊髓型颈椎病的效果则远不理想。前路手术减压的长期效果，诸多学者报道不尽相同，60%~70%的患者脊髓功能恢复满意，20%有一些改进，10%没有缓解，这表明，虽然手术已经完成了充分的减压，但由于脊髓内在的变化，仍将妨碍患者的恢复。痉挛症状的恢复常常晚于感觉和运动的恢复，但常能减轻。进一步的研究发现，在整个颈椎病术后当天至长期随访的病情发展的主要表现，以下几种类型较多见。

（1）无反应型　手术后仅有某些症状轻微改善，患者常主诉肢体有松快感，但无感觉和运动改善。多数症状和体征不发生变化，术后3~6个月仍无改善迹象，多提示神经组织已变性，恢复无望。

（2）缓慢反应型　术后1周有某些症状改善，以后仍有缓慢好转，但功能的好转不明显，超过3~6个月后往往不再有进步。此类患者预后差。

（3）一过性反应型　手术后数日症状明显减轻，并有部分功能性进步，1周后突然停止恢复，或已经改善的症状又复原，回到术前状况，证明减压是有效的，但由于神经组织已有变性，故不能恢复，预后可能欠佳。有些专家认为这种现象同脊髓减压后再灌注伤有关。

（4）即刻反应型　术后数日，患者感到四肢松快，躯干重压感和紧缩感消失或减轻，关节功能明显改善，而且这些变化继续进展。提示致压物解除后，脊髓血供有恢复，脊髓变性不严重，有恢复可能，这表示预后良好。

（5）延迟反应型　少数病例术后短期内无明显改善，而在术后1~2个月症状缓慢改善。这种改善可持续相当长时间，此类情况多见于病程长的神经根型或脊髓型颈椎病，可能是减压后局部血运恢复缓慢，或要待局部骨性融合后致压物逐渐吸收之故。这至少表示神经组织尚未变性，有恢复可能。

预防保健篇

- ◆ 颈椎病可以预防吗？
- ◆ 办公室工作人员如何预防颈椎病？
- ◆ 怎样选购或自制符合生理要求的枕头？
- ◆ 颈椎病患者适合睡长圆枕吗？
- ◆ 颈椎病患者怎样选择睡眠体位？
- ◆ ……

颈椎病可以预防吗？

颈椎病是可以预防。以下原则可以预防颈椎病的发生及其进展。

（1）加强颈肩部肌肉的锻炼　在工间或工余时，做头及双上肢的前屈、后伸及旋转运动，既可缓解疲劳，又能使肌肉韧度增强，从而有利于颈段脊柱的稳定性，增强颈肩顺应颈部突然变化的能力。

（2）注意颈肩部保暖　避免头颈负重物，避免过度疲劳，坐车时不要打瞌睡。

（3）及早、彻底治疗颈、肩、背软组织劳损，防止其发展为颈椎病。劳动或走路时要防止闪、挫伤。要避免在行进的车厢内无保护状态下打瞌睡，防止突然急刹车造成颈部"挥鞭样"损伤，留下颈椎病的隐患。

（4）注意端正头、颈、肩、背的姿势　不要偏头耸肩，谈话、看书时要正面注视，要保持脊柱的正直。

（5）气候变化时，防止受凉　除应注意在初夏或晚秋在户外休息时，由于气温多变、易受凉而引起颈部肌肉痉挛或风湿性改变外，更应避免在空调环境下冷风持续吹向身体，特别是头颈部，以免造成颈椎内外的平衡失调而诱发或加重症状。

（6）避免潮湿环境　室内环境过于潮湿，必然易引起排汗功能障碍，并易由此引起人体内外平衡失调而诱发颈椎病，以及其他骨关节疾患。因此，应设法避免，尤其是在梅雨季节更应注意。

（7）理想的床铺　从颈椎病的预防角度说，应该选择有利于病情稳定、有利于保持脊柱平衡的床铺为佳。因此，选择一个放在硬质床板上有弹性的席梦思床垫为好，它可以随着脊柱的生理曲线变化起调节作用。

（8）中医食疗　胡桃、山茱萸、生地、黑芝麻等具有补肾髓之功，合理地少量服用可起到强壮筋骨、推迟肾与关节退变的作用。

办公室工作人员如何预防颈椎病？

颈椎退变与颈椎长时间处于屈曲或某种特定体位有密切关系，不良体位会导致椎间盘内压增高引起一系列症状。屈颈状态下，颈椎间盘内所承受的压力及对颈背部肌纤维组织的张应力较自然仰伸位为高。如果在此状态下增加活动度或增加负荷，则局部应力更大，从而成为颈椎退变及纤维织炎等加剧的主要因素。工作中常见的职业性不良体位有电脑操作员、打字员、锈花工、会计等长时间低头动作，交警的转头动作，流水线装配工的低头转颈动作，等等。有效的措施并不是消极地调换工作，而是定时改变头颈部体位、定期远视、调整桌面或工作台的高度或倾斜度；工厂要有工间活动并形成制度；从事文书工作人员应有定时工作的习惯。对长时间伏案工作者建议纠正与改变工作、生活中的不良体位。

（1）要注意头颈部的正确姿势　每天坚持做前倾、后仰、左右旋转1~2次，每次坚持10分钟。

（2）保持良好的睡眠姿势　最好采用质地柔软的元宝形枕头，以维持颈椎棘突向前的生理弧度。

（3）枕头的高度　应以10cm左右为宜。

（4）平时工作的体位　采取既不抬头又不低头的舒适姿势。长时间工作时每1小时要活动一下头颈部，使颈韧带肌肉得到适当休息。

（5）仰头看电视时勿使颈部疲劳　最好与眼睛保持同一水平。这些措施不仅可以预防颈椎病，还可防颈椎病的复发和病情加重。

（6）定期改变头颈部体位　读书写字30分钟后应活动颈部，抬头远视半分钟，有利于缓解颈肌紧张，也可消除眼睛疲劳。

（7）调整桌面高度与倾斜度　可制作一与桌面呈10°~30°的斜面工作板，伏案工作时能减少颈椎前屈和颈椎间隙内压力。

怎样选购或自制符合生理要求的枕头？

枕头是维持头颈正常位置的重要工具。在睡眠时，应维持头颈段本身的生理曲度，这种生理曲度不仅是颈椎外在肌群平衡的保证，而且对保证椎管内的生理解剖状态也是必不可缺的条件。如果枕头选择不当，也可造成积累性损伤。

（1）切忌高枕　俗话说"高枕无忧"，其实并非如此。正常状态下，颈椎的生理前凸是维持椎管内外平衡的基本条件。如果枕头过高，头颈部过度前屈，颈椎后方的肌群与韧带易引起劳损，此时椎管内的硬膜囊后壁则被拉紧，并向前方移位。由于颈椎过度前屈而使硬膜囊后壁张应力增高，以致易对脊髓前方组织，尤其是脊髓前中央动脉引起压迫。高枕有忧！

在一般情况下可能并无影响，但如果椎体后缘有明显的突出物，如突出或脱出的髓核及骨刺形成，特别是伴有椎管发育性狭窄者，此种占位性组织就很容易压迫脊髓，或压迫脊髓前中央动脉而出现症状；与此相反，如果枕头过低，头颈部过度后仰，致使前凸曲度加大，不仅椎体前方的肌肉与前纵韧带易因张力过大而出现疲劳，而且可引起慢性损伤，与此同时，椎管后方的黄韧带则可向前突入椎管，以致增加了椎管后部的压力。这种过伸状态，由于椎管被拉长而容积变小，脊髓及神经根反而变短，以致椎管处于饱和状态，易因各种附加因素（如髓核突出及骨刺形成等）而出现症状，严重者可直接压迫脊髓与两侧的脊神经根。

（2）不可无枕　不用枕头的习惯也不一定有益，此种姿势必然使头颈部处于仰伸状态，在此种状态下，易使后方的黄韧带向椎管内陷入，以致压迫与刺激脊髓，尤其是椎管矢状径狭窄者更易引起，应设法避免。

（3）理想的枕头　根据上述原理，不仅颈椎病患者的枕头不宜过高或过低，即使健康人，亦应注意保持颈椎前凸的生理体位，以防引起或加速颈椎的退变。在对颈椎病患者的治疗过程中，应根据病情适当调整枕头的高度：对以运动障碍为主、怀疑椎管前方有髓核脱出或突出，或在X线平片或其他影像学图像上显示椎体后缘有骨性致压物（骨刺及髓核等）、可能构成对脊髓前方直接压迫者，枕头可稍低，以缓解椎管前方骨刺对脊髓的压迫，但也不可使头颈部过度仰伸，以防因椎管容积减少而加重症状；对以四肢麻痛等感觉障碍症状为主、怀疑有椎管后方黄韧带肥厚、内陷并对脊髓后方形成压迫者，则枕头可稍高，此既可防止黄韧带的内陷，又可增加椎管有效容积而改善症状；发育性颈椎椎管狭窄伴有椎体后缘骨刺形成者，表明椎管内容积无论是在前方或后方均达到饱和状态，因此，枕头不宜过高或过低，以生理位为佳。

一般来讲，枕头高度与肩同宽，以8~15cm为宜，或按公式计算：（肩宽−头宽）/2。枕头形状以中间低、两端高之元宝形为佳，此种枕头形态可利用中间凹陷部来维持颈椎的生理曲度，对头颈部可起到相对的制动与固定作用，以减少其在睡眠中的异常活动；对不习惯元宝形枕者，可用平枕，但不易采用中间高、两头低之山丘形，因头颈易向两端活动，不易保持头颈部体位。理想的枕头应该是质地柔软、透气性好、符合颈椎生理曲度要求、有一定的支撑性。

（4）枕头不宜放在头顶部　此点亦常不被人注意，事实上，维持头颈部最佳生理曲线是将枕头的主要部分放在颈后处，而头顶部仅为薄薄的一层，否则易形成"高枕"状态。

（5）枕芯内容物选择很重要　常用的有：①荞麦皮：价廉，透气性好，可随时调节枕头的高低。②蒲绒：质地柔软，透气性好，可随时调节高低。③绿豆壳：不仅通气性好，而且清凉解暑，如果加上适量的茶叶或薄荷则更好，但主要用于夏天。其他如鸭毛等也不错，但价格较高。

颈椎病患者适合睡长圆枕吗？

（1）睡长圆枕可以防治颈椎病的理论根据　①一般人的睡觉习惯，与枕头接触点主要位于头颅的枕骨结节（仰卧）或额骨翼（侧卧）。特别是对于习惯睡高枕者，颈椎骨无依托或牵引力，故颈椎不在生理曲度，长期会引起颈椎劳损。②一般人头颅重量4~4.5kg，当将圆枕放到枕骨结节下方（耳平面下方）或放到耳下乳突部时，颈椎可获2~3kg的牵引力，此重量对颈椎卧床牵引治疗已足够。③颈椎病患者若睡长圆枕，颈椎可整晚都在2~3kg牵引力下，持续时间较长，且易为患者接受。④颈椎病是慢性病，需要长期保养和治疗，使用常规牵引或制动方法，患者很难长期坚持。⑤人每天有1/3的时间在床上度过，颈椎病患者若在睡眠的同时得到治疗，治疗时间既长，又不影响日常工作和生活，是最理想的选择方式。若能睡长圆枕养成习惯，可以终身使用，有颈椎病可以此治疗，没有颈椎病可作预防。

（2）长圆枕的制作要求　①要有一定硬度，若硬度不够，受压变形后支点会发生移位而降低甚至失去支撑效果。②长度40~50cm，直径10~12cm，按颈项长短选择，睡时以保持头颈正直、自感舒适为好。③位置：圆枕在耳下方。多数人初使用时不习惯，特别是侧卧时，若压住外耳道，耳内会嗡嗡作响难以入睡，侧位时支点应放到耳下后方乳突上或下颌部。

颈椎病患者怎样选择睡眠体位？

（1）不良睡眠体位可加速颈椎退化　人的一生有1/3~1/4的时间是在床上度过的。因此不良的睡眠体位因其持续时间长，以及在大脑处于休息状态下人体关节、肌肉等不能及时调整，则必然造成椎旁肌肉、韧带及关节的平衡失调，张力大的一侧易因疲劳而造成程度不同的劳损，并由椎管外的平衡失调而波及椎管内组织，从而加速了颈椎的退变进程，所以在临床上常可发现有不少病例的初发症状是在起床后出现的。

（2）良好的睡眠体位　一个良好的睡眠体位应该使整个脊柱处于自然曲度，髋、膝关节呈屈曲状，使患者感到舒适，方可达到使全身肌肉松弛、容易恢复疲劳的调整关节生理状态的作用。在一般情况下，头颈保持自然仰伸位最为理想，腰背部平卧于木板床上（或以木板为底，上方垫以透气的席梦思床垫亦可），使双膝、髋略屈曲，如此，可使全身肌肉、韧带及关节获得最大限度的放松与休息。对不习惯仰卧者，采取侧卧位亦可，但头颈部及双下肢仍以此种姿势为佳。俯卧位无论从生物力学或从保持呼吸道通畅来看都是欠科学的，应加以矫正。

为什么要预防头颈部外伤？

头颈部外伤后韧带-椎间盘间隙会出现血肿形成，这一过程对颈椎病的发生与发展至关重要，也是其从颈椎间盘病变进入到骨源性病变的病理解剖学基础。事实上，在颈椎病的早期阶段，由于椎间盘的变性，不仅使失水与硬化的髓核逐渐向椎节的后方或前方位移，最后突向韧带下方，以致在使局部压力增高的同时引起韧带连同骨膜与椎体周边皮质骨间的分离，而且椎间盘变性的本身尚可造成椎体间关节的松动和异常活动，从而使韧带与骨膜的撕裂加剧以至加速了韧带–椎间盘间隙的形成。

椎间隙后方韧带下分离后所形成的间隙，因多同时伴有局部微血管的撕裂与出血而形成韧带–椎间盘间隙血肿，此血肿既可直接刺激分布于后纵韧带上的窦椎神经末梢而引起各种症状，又升高了韧带下压力，因而可出现颈部不适、酸痛、头颈部沉重感等一系列症状，此时，如果颈椎再继续处于异常活动和不良体位，则局部的压应力更大，并构成恶性循环，使病情日益加剧，并向下一阶段发展。

放风筝对预防颈椎病有何帮助？

近年来，国内外的一些医院和疗养院，用"放风筝疗法"治疗抑郁症、焦虑症、恐惧症、神经衰弱等，取得了较好的疗效，许多患者发现，在抑郁症、焦虑症等症状改善的同时，颈椎病的症状也缓解了。这可谓"歪打正着"。

（1）放风筝是老祖宗留给我们的防治颈椎病的一个"秘方"。脊柱外科认为，颈椎是有代偿能力的，当退行性变影响了功能，代偿就会发生作用，包括微血管再生和韧带增厚等。要想延缓椎体和韧带的老化，充分发挥其代偿功能，最好的办法就是运动，"要想颈椎好，活动不可少"，而放风筝，正是一项既能够防治颈椎病又特别适合中老年人的活动。千百年来，人们对于放风筝的兴趣久盛不衰，其所具有的养生保健作用是重要原因。

放风筝时，人要仰首动臂，挺胸抬头，左顾右盼，仰俯有度。经常放风筝，可以保持颈椎、脊柱的肌张力，保持韧带的弹性和椎关节的灵活性，增强骨质代谢，加强颈椎、脊柱的代偿功能，既不损伤椎体，又可预防椎骨和韧带的退化。

（2）放风筝又是一项综合性的体育运动，放风筝时有跑跑停停，有进有退，躯干、四肢动作协调、连贯、自然，几乎全身的骨骼和肌肉都要参与活动。经常放风筝的人，手脚灵活，思维敏捷。

（3）在宽敞开阔的场地放风筝是最好的空气浴，在风和日丽的大自然中放风筝也是最好的日光浴。放风筝时人的呼吸或急或缓，心率快慢有度，可增强心肺功能，促进机体新陈代谢，改善微循环，延缓器官老化。经常放风筝，可提高生活质量，不仅能防治颈椎病，其他一些老年性疾病也会由此大为减少。

（4）放风筝还可提高人的文化品位。每个风筝都可以看作是一件艺术品，久放风筝，可使人身心双受益，近年来，人们对放风筝的兴趣有增长趋势。

中老年人放风筝时要注意哪些问题？

春暖花开，大地生机盎然，许多人去广场或郊外放风筝，但经常有一些老年人由于放风筝不当导致眩晕而发生危险，老年朋友放风筝要悠着点，注意做足准备运动、避免猛然转头和选择平坦场地。

（1）准备运动　颈部活动5~10分钟。放风筝时，头颈需要较长时间后仰，如果在放风筝前颈部没有完全活动开，长时间的后仰会加重大多数老人本来存在的椎动脉受压、痉挛等情况，产生脑部供血供氧不足而导致颈性眩晕，进而出现眩晕、站立不稳等症状，极易导致危险事件的发生。

因此，老年人在放风筝前，要做5~10分钟的颈部准备活动：眼睛应以平视为主，头颈平仰交替，注意活动幅度应慢慢加大，不宜一开始就大幅度地活动颈部。

（2）动作要求　避免猛然转头。对于患有高血压、动脉硬化的颈椎病患者来说，放风筝时应保持头颈部相对稳定，注意四不宜：不宜猛然转头、颈部运动幅度不宜过大、用力不宜过猛、不宜做旋转头颈的动作。

在放风筝的过程中，每隔30~40分钟就要轻轻低头活动颈部，然后再坐下休息5~10分钟，以放松颈部、缓解颈部疲劳，防止椎动脉受压导致眩晕、站立不稳等。

（3）安全保障　选择平坦场地。老年人本身腿脚不够灵活，放风筝时注意力都集中在天上，容易出现摔倒或被绊倒的情况，因此，老年人在放风筝前，一定要注意观察地面的状况，尽量选择平坦、没有障碍物的场地。

建议老人放风筝时最好还有两三个人陪伴，以便在本人放风筝时有人帮忙观察地面情况，以保证安全。

为什么说经常游泳可防颈椎病？

小张是会计，小李是编辑，老黄是小学的教师，大刘是电脑软件设计师。在一次颈椎病防治的科普讲座后，他们都提及颈部酸痛、手麻、肩背部不适，中国脊柱外科临床医学中心的颈椎病专家贾教授，在分析了他们的病情后指出，他们的职业虽然不同，但是都有一个共同点，就是他们的工作都需要长期低头。贾教授特别推荐大家可以经常游泳，有益于防治颈椎病。他们遵照贾教授的医嘱，每周游泳三四次，每次1小时，二三年来，颈肩背酸痛的症状全部缓解甚至消失了。他们逢人就说，游泳真是神了，游泳让他们远离颈椎病。

脊柱外科学认为，如果注意适当的锻炼，经常抬抬头，工作50分钟后就稍微动一下，耸耸肩、扩扩胸，有益于防治颈椎病。办公室白领一族由于长期做低头负案工作，不健康地使用颈椎，使颈椎长时间地维持在前屈位、颈后肌群长时间地处于紧张状态，极易引发颈椎小关节紊乱、颈项肌劳损、落枕、项背肌筋膜炎甚至颈椎病。常常出现颈背部肌肉酸痛不适，颈椎活动明显受限，有的表现为上肢出现剧烈的放射性疼痛、上肢麻木，还可表现为心慌、失眠、头痛、头晕、恶心、呕吐等，病情严重时甚至出现走路不稳、如踩棉花样感觉，常常痛苦不堪。西医除了对严重患者建议手术治疗外别无良方。中医针灸、推拿虽不失为一种简便、效验和廉价的治疗手段，在病情较重时尚可坚持，但在病情较轻时则有些费时、费力，如不能长期坚持，则病情易反反复复，严重影响日常的的工作和学习。在颈椎病早期或恢复期，除了要养成良好的用颈习惯外，长期坚持游泳特别是进行蛙泳锻炼是一种最为有效的改善颈椎不适、恢复颈椎健康的好方法。

（1）游泳对颈椎的益处　因为游泳是一项全身如上肢、颈项部、肩背部、腹部及下肢的肌肉全面参与的运动，可以有效地促进全身肌肉的血液循环，并且特别在进行蛙泳时，呼气时要低头划行，吸气时头颈部要从平行于水面向后、向上仰起，这样头颈始终处于一低、一仰的状态，正好符合颈椎病功能锻炼的要求，可全面活动颈椎各关节，有效地促进颈周劳损肌肉和韧带的修复；而且在游泳时，上肢要用力划水，可锻炼肩关节周围和背部的相应肌群；同时，人在水中划行时，水对人体产生的摩擦力及水对人体产生的压力，对人体各部位的肌肉，都能起到良好的按摩作用，这也可促进皮肤及肌肉的血液循环，增强细胞的代谢。由于人在水中无任何负担，不会对颈椎间盘造成任何损伤，也不会造成关节和肌肉的损伤。由此可见，经常进行游泳不但能有效防治颈椎病，同时对全身所有运动系统都有好处。但必须指出，游泳对于颈椎而言更多的是起到保健和预防作用，并不能替代医院和医生的诊疗角色。如果出现了颈椎病的症状，还是建议到医院就诊。

（2）游泳运动处方　适宜早期或恢复期颈椎病患者、项背肌筋膜炎患者，落枕、颈椎小关节功能紊乱患者、严重颈椎病患者须在推拿科、骨科或运动医学科医生指导下进行。一般每周3~4次，每次30~60分钟，连续坚持3个月为一个锻炼周期。

游泳运动应注意哪些注意事项？

（1）勿忽视热身运动　游泳时，不可贸然入水。机体组织接受突发性的凉水刺激，容易引起抽筋和肌腱撕伤，应先在岸上做8~10分钟肢体和胸腹、背部暖身活动，然后用水浇浇脸和胸，使周身肌肤神经有适应环境的应变能力。

（2）勿急躁冒进　运动量切勿过大，以第二天不感到疲劳为准。游泳的距离要根据自身的游泳水平和疲劳反应而定，一般宜由少到多，渐次递增；练习初期，应选择以齐胸深的水向浅水游进，避免误入警戒水域；游姿从简便易学的泳式为主，不要游蝶泳。

（3）勿游时过久　皮肤对寒冷的刺激一般有3个反应期。第一期：入水后，受冷的刺激，皮肤血管收缩，肤色呈苍白。第二期：在水中停留一定时间后，体表血流扩张，皮肤由苍白成浅红色，肤体由冷转暖。第三期：停留过久，体温散热大于产热，皮肤出现鸡皮疙瘩和寒颤现象，这是游泳的禁忌，应及时出水。游泳持续时间一般不超过2小时。

（4）勿过饥过饱　饿着游泳会引起血糖降低，出现肢体乏力、头晕、目眩、心慌甚至晕厥；过饱游泳会使血液流向肢体，胃肠血液减少，影响食物的消化吸收。

（5）勿疏忽泳后卫生　泳后应用软质毛巾擦去身上水珠，滴上氯霉素或硼酸眼药水，擤出鼻腔分泌物，如耳道进水，可采用"同侧跳"将水排出，之后，再做几节放松体操及肢体按摩或在日光下小憩15~20分钟，以避免肌群僵化和疲劳。

为什么说游泳不但有益颈椎，还有益全身的健康？

（1）增强心肌功能　人在水中运动时，各器官都参与其中，耗能多，血液循环也随之加快，以供给运动器官更多的营养物质。血液速度的加快，会增加心脏的负荷，使其跳动频率加快、收缩强而有力，经常游泳的人，心脏功能极好。一般人的心率为70~80次/分，每搏输出量为60~80mL；而经常游泳的人心率可减慢至50~55次/分，很多优秀的游泳运动员，心率可达38~46次/分，每搏输出量高达90~120mL。游泳时水的作用使肢体血液易于回流心脏，使心率加快，长期游泳会有明显的心脏运动性增大，收缩有力，血管壁厚度增加弹性加大，每搏输出血量增加，所以，游泳可以锻炼出一颗强而有力的心脏。

（2）加强肺部功能　呼吸主要靠肺，肺功能的强弱由呼吸肌功能的强弱来决定，运动是改善和提高肺活量的有效手段之一。据测定：游泳时人的胸部要受到12~15kg的压力，加上冷水刺激肌肉紧缩，呼吸感到困难，迫使人用力呼吸，加大呼吸深度，这样吸入的氧气量才能满足机体的需求。一般人的肺活量大概为3200mL，呼吸差（最大吸气与最大呼气时胸围扩大与缩小之差）仅为4~8cm，剧烈运动时的最大吸氧量为2.5~3L/min，比安静时大10倍；而游泳运动员的肺活量可高达4000~7000mL，呼吸差达到12~15cm，剧烈运动时的最大吸氧量为4.5~7.5L/min，比安静时增大20倍。游泳促使人呼吸肌发达，胸围增大，肺活量增加，而且吸气时肺泡开放更多，换气顺畅，对健康极为有利。

（3）增强抵抗力　游泳池的水温常为26℃ ~28℃，在水中浸泡散热快、耗能大，为尽快补充身体散发的热量，以供冷热平衡的需要，神经系统便快速做出反应，使人体新陈代谢加快，增强人体对外界的适应能力，抵御寒冷，经常参加冬泳的人，由于体温调节功能改善，就不容易伤风感冒，还能提高人体内分泌功能，使脑垂体功能增加，从而提高对疾病的抵抗力和免疫力。

（4）减肥　游泳时身体直接浸泡在水中，水不仅阻力大，而且导热性能也非常好，散热速度快，因而消耗热量多。就好比一个刚煮熟的鸡蛋，在空气中的冷却速度，远远不如在冷水中快。实验证明：人在标准游泳池中游泳20分钟所消耗的热量，相当于同样速度在陆地上跑步的1小时；在14℃的水中停留1分钟所消耗的热量高达100千卡，相当于在同温度空气中1小时所散发的热量。由此可见，在水中运动，会使许多想减肥的人，取得事半功倍的效果，所以，游泳是保持身材最有效的运动之一。

（5）健美形体　人在游泳时，通常会利用水的浮力俯卧或仰卧于水中，全身松弛而舒展，使身体得到全面、匀称、协调的发展，使肌肉线条流畅。在水中运动由于减少了地面运动时对骨骼的冲击性，降低了骨骼的劳损概率，使骨关节不易变形。水的阻力可增加人的运动强度，但这种强度，又有别于陆地上的器械训练，是很柔和的；训练的强度又很容易控制在有氧运动之内，不会使肌肉僵硬，可以使全身的线条流畅、优美。

（6）护肤　人在游泳时，水对肌肤、汗腺、脂肪腺的冲刷，起到了很好的按摩作用，促进了血液循环，使皮肤光滑有弹性。此外，在水中运动时，大大减少了汗液中盐分对皮肤的刺激。

学生的书包太重，也会诱发颈椎病吗？

某学校11岁的学生丽丽，近日感觉脖子又酸又疼，僵硬感明显，常常感觉手发麻，还经常伴有头晕、疲劳等症状。孩子的母亲于女士立即带孩子到医院检查，经拍摄X线片、磁共振检查，结果竟然患上了颈椎病。分析原因，在于孩子背上的双肩书包过重，足有七八千克，不但每天给颈、肩、腰部肌肉造成很大的压力，还刺激了颈部的交感神经，久之，出现神经压迫而产生了上述一系列症状。据专家介绍，此病的发病年龄日趋变小，目前发现年龄最小的就诊者仅7岁。

脊柱外科专家指出，由于儿童的学习负担越来越重，学生的书包也越来越重，十一二岁的孩子竟然背着将近10kg的超重书包，每天以向前弯着腰、歪着脖子的姿势行走，因颈部肌肉劳损而过早患上"颈椎病"。专家认为，造成"儿童型颈椎病"的重要原因是孩子背上的书包重量超标；再加上每天长时间伏案学习，不注意缓解，给颈、肩部肌肉造成很大的压力，形成以劳损为主的颈椎病。假如孩子长时间背着超过自己应该承受重量的书包去上学，很可能会导致颈肩腰背痛、肌肉软组织损伤等，还会导致颈椎病、脊柱侧弯的发生。

正在生长发育中的孩子，其肩背所承受的重量标准：6~7.5岁者最高承重量为2.5kg，8~9.5岁者不得超过3kg，10~11.5岁者最高承受重量也仅仅是5kg。

为什么预防颈部外伤能预防颈椎病的发生？

头颈部在日常生活中很容易受伤，颈椎外伤可加速颈椎的退变，诱发颈椎病的发生，故日常生活中要注意保护头颈部，防止外伤。一旦发生外伤，需早期治疗，局部制动，防止后期继发颈椎不稳。

（1）病例1　一位9岁的学生颈部疼痛剧烈且头颈不能转动而来骨科急诊室就诊。原来这孩子在除夕夜及大年初一，曾给39个长辈磕了118个头，虽然获得了3010元压岁钱，但他的脖子既抬不起，也低不下，更不能自如地转动。经X线检查提示：因磕头太多而造成颈椎移位；颈部软组织严重损伤……

（2）病例2　在新春舞会上，有一人在跳舞时，因突然转动头颈，且动作过猛、角度过大，导致颈椎急性损伤。

（3）病例3　一位年轻的爸爸，特别疼爱自己的儿子，把他抛来抛去，再把他抛到沙发上，突然小孩大小便失禁、四肢瘫痪，经医生诊断，原来颈椎损伤，且损伤了脊髓，导致胸平面以下运动、感觉神经障碍。

脊柱外科学教授指出，颈部损伤，会引起颈椎病。有人分析了650例颈椎病手术治疗患者，其中可以回忆起颈部外伤史者竟高达15%；也有人调查过数千名颈椎病患者，发现具有明显头颈部外伤史的超过半数。运动不当，颈椎易损伤。某些民间的头颈部练功法，例如较为流行的练功十八法等，对颈椎已有退变者不应提倡，否则，不仅可加重颈椎的退行性变，甚至可发生意外，尤以脊髓已有受压症状者更易出现，应避免增加颈部活动量及频率的锻炼活动，以延缓颈椎的退行性变化。

专家认为，青少年时代的颈椎外伤，是中年后发生颈椎病的重要原因。有些青少年在体育运动中因不得要领，使颈部受伤，如做前后滚翻运动时，使颈椎突然受到向前、向后的闪动；倒立时，手臂力量不稳，使颈椎挤伤；还有足球运动中的头顶球、游泳中的跳水等，做得不恰当，都会损伤颈椎；有些家长生气时随意打孩子的头颈部或猛力推拉孩子肩背部等，也会导致颈椎损伤。由于青少年时期颈椎间盘张力很强，周围的软组织弹力良好，所以神经血管受压迫的表现往往不明显，30岁以后，椎间盘及椎旁的其他附属结构发生退行性变，神经血管受压症状逐步出现。

所以脊柱外科专家提醒大家注意：预防颈椎病从预防颈椎外伤开始。

乘车中怎样预防颈椎损伤？

汽车在给人们带来方便、快捷的同时，也隐藏着事故的隐患。在高速行驶中的汽车突然刹车，或与其他车辆相撞，都可能给乘客与驾驶员带来伤害。除了交通、车辆及道路等因素外，自我保护也十分重要。

（1）坐轿车要系安全带固定　坐在小车前排，要系好安全带，可防止突然刹车时，惯性作用使人们产生向前冲力所造成的伤害。

（2）面向侧方坐　当人面朝前坐时，一旦急刹车，头颈部易涌向前方挡风玻璃，以致出现颈椎过伸性损伤等严重后果，而面向侧方坐者，由于颈椎两侧肌肉较强大，加上颈椎骨关节与韧带的结构特点，使椎管内外结构受损的机会大大降低。

（3）反应要迅速　平时如有心理准备，当急刹车时，能够迅速将头颈向下紧缩，双肩耸起，双手紧握扶手，其损伤程度可减轻。

（4）佩带颈托　避免坐车时熟睡，也是避免颈椎损伤的重要方法。

为什么牵引能够预防颈椎病的发展？

（1）对头颈部的制动与固定作用　借助于颈椎牵引可使被牵引部位处于相对固定状态，即使是让患者头颈部保持自然活动，由于其处于牵引力与反牵引力的平衡状态下，患处不仅运动幅度有限，且其力线处于正常状态，椎体间关节无扭曲、松动及变位之虑，是椎间关节制动与固定有效措施之一。

（2）有利于突出物的还纳　椎间盘突出及脱出是一个相延续的过程，

只要突出物尚未与周围组织形成粘连，均有向原位还纳或部分还纳之可能。在牵引力的作用下，尤其是轻重量的持续牵引，可使患节椎间隙逐渐被牵开，其范围0.5~2mm，同时牵引后后纵韧带张力得以恢复或增加，如此则有利于突出物的还纳，尤其是早期及轻型病例，效果尤为明显。

（3）恢复颈椎椎间关节的正常力线　在病变或同时伴外伤情况下，受累椎节可出现旋转、扭曲、压缩及梯形变等各种力线不正的异常所见。在牵引时，如果使头颈部置于生理体位状态，则随着时间的延长其力线不正的现象可以逐渐改变，再加以其他辅助措施及各种后期治疗，可使颈椎的力线不正现象完全恢复正常，但病情过久，且骨关节本身已有器质改变者例外。

（4）使颈部肌肉松弛　在颈部伤病时，由于各种因素作用，多伴有颈肌痉挛。后者不仅可引起疼痛，且是构成颈椎力线不正的原因之一。通过轻重量持续牵引的作用，可以使该组肌群逐渐放松而获得治疗作用，此时如再辅以热敷等措施，则收效更快。

（5）增大椎间孔容积　随着椎间关节的牵开，两侧狭窄的椎间孔亦可以同时被牵开，使椎间孔容积增大，从而缓解了其对神经根的压迫与刺激作用；同时，随着局部创伤性反应的减轻和水肿消退，对脊脑膜回返神经支及根管内的血管支亦起到减压作用，从而使局部疼痛减轻，此种作用收效较快。

（6）缓解椎动脉折曲状态　位于第6颈椎以上横突孔内的椎动脉第Ⅱ、Ⅲ段，在其穿过诸横突孔时，除后期的钩椎关节增生外，早期主要由于局部椎节的松动与变位引起该椎动脉扭曲、狭窄及痉挛等现象。通过牵引，此种椎节不稳现象可获得缓解，从而有助于头颈部的血供。

（7）减轻局部创伤性反应　在颈椎病急性期，或是伴有颈椎外伤情况下，受损椎节局部的软组织、尤其是关节囊壁多伴有创伤性反应，主要表现为水肿、充血及渗出增加等。通过牵引所产生的固定与制动作用，则可使其较迅速地消退，此较之药物及其他方法更为简便有效。

为什么颈部的固定与制动对于预防颈椎病的发展非常重要？

颈部的固定与制动是指通过石膏、支架及颈围等于体外限制颈部的活动，对预防颈椎病的发展有非常重要的作用。

（1）稳定颈椎局部　任何伤患的痊愈与康复，局部稳定是其首要条件，颈椎病亦属这一范畴，因此，必须保持颈椎的稳定。

（2）维持正常体位　不良体位与颈椎病的发生及发展关系密切。以椎节退变为主者，前屈位将增加椎间隙内压，以致促进病情发展；而以椎管发育性狭窄及黄韧带松弛为主者，仰伸位由于引起椎管矢径的减少必然加重病情。因此，如果选择前后平衡的中立位，或是保持其他有利于病情的体位将颈部加以固定与制动，则有利于患者的康复。

（3）恢复颈椎的内外平衡　颈椎内外平衡失调是许多颈椎慢性疾患的后果，但又可反过来成为病变进一步发展的原因之一，并构成其恶性循环的直接因素。因此，固定与制动后的颈椎将可逐渐恢复颈椎的内外平衡，至少可起到避免进一步加剧之功效。

电疗如何预防颈椎病的发展？

物理治疗如同颈牵引治疗一样都是临床上应用最多的一种治疗颈椎病的非损伤性治疗法。治疗时无痛苦，患者易于接受，对颈椎病有较好的治疗效果。常用的有电疗、光疗、超声治疗、磁疗等，通过物理治疗，能改善局部血液循环、放松痉挛的肌肉、消除炎症水肿和局部硬结，达到缓解症状的目的。

颈椎病的电疗有直流电和药物离子导入疗法、低频脉冲电疗、中频电疗、高频电疗等。种类较多，这里只介绍与颈椎病治疗有关的常用方法。

（1）直流电和药物离子导入疗法　是应用低电压、低电流的平稳直流电作用于人体以治疗疾病的方法，应用的电压为100伏（V）以下，电流强度为100毫安（mA）以下。目前，单纯应用直流电疗法较少，而是通过应用同性电荷相斥的原理，将电离的药物离子导入体内以达到治疗的目的，药物一般经汗腺开口或毛囊孔进入皮肤。直流电药物离子导入常用的药物有10%碘化钾、陈醋、威灵仙、奴夫卡因等，其中以直流电陈醋导入或陈醋、威灵仙同时导入疗效较好。治疗方法为：将导入用药适量均匀洒于滤纸或纱布上，其上再放上一般直流电疗法的衬垫和铅板，将与药物极性相同的电极作为治疗电极固定于患者颈后部位，另一电极（不放药物）固定于患肩、臂或手背处，然后按直流电技术操作。每次治疗20~30分钟，每天或隔天1次，1个疗程为20~30次，视病情及治疗部位皮肤情况，间隔一定时间可重复治疗。

（2）电刺激疗法　是利用感应电和直流电流，以超强剂量、短时间地断续刺激，以兴奋组织治疗疾病的方法。交替应用感应电和直流电以断续刺激患部，引起组织过度兴奋，而后转入抑制达到治疗的目的。此外亦可单独应用感应电流以脉冲方式作用于颈背部肌肉，作为一种提高肌肉张力，加强肌力的锻炼性治疗法，用于恢复期、慢性期颈背肌力弱的患者。对急性或伴有肌肉痉挛的患者，电刺激疗法有时可达到立竿见影之效，每次治疗3~5分钟，每天1~2次。

（3）低频脉冲电疗　应用频率1000赫兹（Hz）以下的脉冲电流治疗疾病的方法。常用的有经皮神经电刺激疗法、功能性电刺激疗法、神经肌肉电刺激疗法等，但以经皮神经电刺激疗法最常用。经皮神经电刺激疗法，又称TENS，是一种方波脉冲电流，频率2~160Hz，波宽2~220μs，电流强度小于20mA。经皮神经电刺激疗法主要起镇痛作用，50~60Hz最适宜缓解疼痛。近年来证明3~10Hz的高强度刺激可加强镇痛效果，其镇痛机制一般用闸门控制学说及内源性吗啡样物质释放学说解释。治疗时，将电极固定于颈后，也可放于痛区或附近，或沿神经分布、经络穴位放置，每次治疗30~60分种不等，每天或隔天1次。有心脏起搏器的患者禁用。

（4）中频电疗　是应用频率为1~100KHz的电流治疗疾病的方法。常用的有音频电疗、干扰电疗和调制中频电疗等。这种电流无极性之分，也无电解作用，由于频率高达1000Hz以上，对皮肤内末梢神经刺激性较少，人体易耐受。音频电疗是一种等幅正弦交流电疗，常用频率为2000Hz，其主要用于止痛、软化瘢痕、松解粘连。干扰电疗属于低频调制的中频电流，是采用两路频率相差（0~100Hz）的中频正弦电流交叉输入人体，两路电流在体内交叉形成干扰场，即在交叉部位形成"内生"调制的低频脉冲中频电流。因此，这种电流的治疗作用较深，主要用于止痛，通过差频的选择，产生运动阈电流，兴奋神经肌肉组织，引起肌肉收缩，促进功能恢复。调制的中频电疗，对皮肤的刺激性较小，作用较深，兼有低、中频电流的特点。常用的调制方式有连调、间调、交调和变调四种。调制的中频电流主要用于止痛和锻炼肌肉，增加肌力，防治废用肌萎缩。中频电疗每天治疗1~2次，每次15~30分钟。

（5）高频电疗　目前常用的有短波、超短波、微波等。短波电疗频率为13.56MHzs，超短波电疗频率为40.68MHzs，微波为2450MHzs。微波频率较高，只能深入组织内3~5cm。高频电疗的主要作用是热效应，即能引起组织内温度升高3℃~5℃，故又称透热疗法。利用高频电其深部热作用，使位于颈椎椎管、椎间孔横突间孔内的脊髓、神经根、椎动脉等组织的血供得以改善及增加组织营养，以利于受压迫损伤的脊髓和神经根组织恢复功能。此疗法对脊髓型和椎动脉型效果较佳。每天或隔天1次，每次20分钟，10次为1个疗程，治疗2~3个疗程无效时，间隙2~4周可重复治疗。

为什么中药熏蒸疗法对预防颈椎病有效？

中药熏蒸疗法是应用药物被加热产生的蒸汽作用于机体以治疗疾病。这种方法同时具有物理治疗和药物的双重作用，药物由皮肤吸收到达患部，渗透作用较强。方法是用适当的药物加水煮沸后产生的蒸汽（40℃~50℃）熏蒸患部，也可将药物碾成粉末，采用自动控温加热器加热来产生蒸汽，以提高药物疗效和治疗安全性。每次30~60分钟，每天1次。热蒸汽湿度较高，应用时应注意控制温度，防止皮肤烫伤。

为什么中药电熨疗法对预防颈椎病有效？

中药电熨疗法是近年来应用的一种中西医结合的物理治疗法。所谓"电熨"，是指在中药热敷的基础上再叠加上直流电或低频脉冲电流而得名。因此，该疗法兼具有中药熏蒸、温热疗法和低频脉冲的治疗作用。治疗过程中患者既有持续的温热感又有明显的电刺激感。临床应用表明，其治疗作用远胜于单纯的温热治疗或单纯的低频电疗，电熨疗法对神经根型颈椎病的疗效较好，对其他类型的治疗效果不稳定。治疗方法为，先将配置好的中药碾成细末，分装于两个布袋中并用细线将袋口缝牢，置药袋于蒸锅内加热，至热气透湿药袋为度，取出稍降温即作为电极的衬垫，其上再放上铅板电极，将两电极分别置于颈后部位和患侧的肩臂或手背处，治疗操作按药物离子导入疗法。每次治疗15~30分钟，每天或隔天1次，15~20次为1个疗程。

颈椎病患者如何进行自我按摩？

许多颈椎病患者由于工作繁忙或其他原因，无法到医院接受正规治疗。为了缓解这一矛盾，这里介绍一些有关颈椎病的简单易行的自我按摩方法。

这套自我按摩方法，可在症状加重时随时加以应用，但最好在早晨醒后进行。因为此时经过一夜的休息，颈背部的肌肉处于相对放松状态，有利于增强按摩的效果。

（1）按摩百会　用中指或食指按于头顶正中的百会穴，用力由轻到重按揉20~30次。功效：健脑宁神，益气固脱。

（2）按摩头部　双手拇指分别放在额部两侧的太阳穴处，其余四指微分开，放在两侧头部，双手同时用力做对按揉动20~30次。功效：清脑明目，振奋精神。

（3）按揉风池　用两手拇指分别按在同侧风池穴（颈后两侧凹陷处），其余手指附在头的两侧，由轻到重地按揉20~30次。功效：疏风散寒，开窍镇痛。

（4）按压胸锁乳突肌　用双掌小指侧面从风池穴起，顺手指方向上下按压胸锁乳突肌（起点于胸骨上缘和锁骨胸骨端，止于颞骨乳突，即风池穴附近）20~30次。

（5）按颈椎旁　用双手除大拇指外的二、三、四、五指在颈椎旁上下按压30次。

（6）拿捏颈肌　将左（右）手上举置于颈后，拇指放置于同侧颈外侧，其余四指放在颈肌对侧，双手用力对合，将颈肌向上提起后放松，沿风池穴向下拿捏至大椎穴20~30次。功效：解痉止痛，调和气血。

（7）按揉棘后韧带　用大拇指第一节掌面从颈后正中发际处开始缓慢按揉，用力轻，如螺旋形向下移，反复30次。

（8）按压耳郭的对耳轮部分的颈穴与颈椎穴　颈穴在屏轮切迹偏耻耳舟侧处；颈椎穴在对耳轮的突起处。

（9）按揉缺盆　以左（右）手四指置于对侧耳下翳风穴（耳垂后方，耳后的凹陷处）处，沿胸锁乳突肌方向，揉按到缺盆穴（锁骨上缘中点凹陷处）10~20次，注意动作不宜太快和过重，两侧交替进行。功效：通经活络，解痉止痛。

（10）按压肩井　以左（右）手中指指腹按于对侧肩井穴（在大椎与肩峰连线中点，肩部筋肉处），然后由轻到重按压10~20次，两侧交替进行。功效：通经活络，散寒定痛。

（11）斜摩大椎　用左（右）手四指并拢放于上背部，用力反复斜摩大椎穴（位于后颈部颈椎中最大椎体下方的空隙处）各20~30次，至局部发热为佳，两侧交替进行。功效：疏风散寒，活血通络。

（12）对按内、外关　用左（右）手拇指尖放在右（左）手内关穴，中指放在对侧的外关穴（内关穴对面），同时对合用力按揉0.5~1分钟，双手交替进行。功效：宁心通络，宽胸行气。

（13）掐揉合谷　将左（右）手拇指指尖放在另一手的合谷穴（即虎口处），拇指用力掐揉10~20次，双手交替进行。功效：疏风解表，开窍醒神。

（14）梳摩头顶　双手五指微曲分别放在头顶两侧，稍加压力从前发际沿头顶至脑后做"梳头"状动作20~30次。功效：提神醒目，清脑镇痛。

自我按摩可每天进行1~2次，每次6~12分钟，坚持1~3个月以上可有较好疗效。

颈椎病的昨天、今天和明天

（代后记）

以颈椎间盘退变为病理基础，包括相邻椎节的骨性退变增生，造成脊髓、神经根、血管等受压产生相应的临床症状和体征，称为颈椎病（cervical spondylosis）。只有对疾病的本质有了深刻的认识，才能更好地对它进行预防和治疗。人们对颈椎病的病因、生理和临床表现的认识经历了一个漫长的过程，对颈椎病的定义、治疗是逐步完善和规范的。

回顾昨天

早在2000年前的《灵枢·经筋》篇中所描述的各种经筋病和神经根型颈椎病的临床表现完全相吻合。有关颈椎病的记载已有近200年历史。1817年 Parkinson 报告神经根风湿病。1948年 Brain、Bull 报告颈椎病。1951年 Frykholm 详尽描述了颈椎病。1952年 Brain 分出脊髓型、神经根型颈椎病。1955年 O'Connell 将颈椎病分为三大类，即原因不明的颈椎退行性改变、颈椎间盘突出和继发于突出的病变。1958年 Smith-Robinson、Cloward 开创颈前路手术对颈椎病进行治疗。1959年 Poyn 发现颈椎管狭窄。1960年 Wilkinson 初步报告了颈椎病的一系列病理变化。1962年我国吴祖尧、杨克勤率先报告颈椎病，并将颈椎病分为神经根型、脊髓型、椎动脉型、交感神经型和混合型。1974年上海长征医院骨科开始研究颈椎病并开创环锯法前路手术，从基础到临床对颈椎病的认识、治疗达到了前所未有的高度。

正视今天

目前对颈椎病的认识已经比较深刻，病理、分类、诊断和治疗已经比较明确、规范。颈椎病的基本病理变化包括：颈椎间盘组织退变性改变，其继发病理改变累及神经根、脊髓、椎动脉和交感神经，出现相应的临床表现。目前国内将颈椎病主要分为：局部型颈椎病、神经根型颈椎病、脊髓型颈椎病、椎动脉型颈椎病、交感神经型颈椎病、混合型颈椎病、食管受压型颈椎病等。其中以神经根型颈椎病和脊髓型颈椎病多见。

随着科学技术的进步，对颈椎病的诊疗手段不断发展、日新月异。颈椎X线片从对颈椎的序列、弧度、稳定性及相邻结构有比较好的认识价值。颈椎CT平扫和三维重建技术对颈椎的骨化、神经根管的发育情况有很好的显示作用。MRI（磁共振）技术发展迅猛，临床上目前应用的MRI磁场强度达到3.0T，而且可以一次对整个脊柱进行平扫，MRI对颈椎间盘的退变、脊髓及神经根的受压情况能清楚显示。颈椎间盘造影技术对椎间盘的退变、破裂情况有很好的诊断价值。

对颈椎病的治疗，早期可以采用保守治疗（包括理疗），在专科医生指导下小重量持续牵引、药物治疗等。对于脊髓、神经根受压明确、病情严重、保守治疗无效的患者，应该积极手术治疗，解除压迫、恢复颈椎前柱高度和生理弧度，最大限度地恢复颈椎生物力学功能。根据具体情况，手术入路主要有颈椎前路和颈椎后路，必要时行前后路联合手术。为了更好地巩固、维持颈椎病的手术治疗效果，颈椎内固定器械有了较快的发展，目前临床上应用较多、较为成熟的有Cage系统、钉板系统、钉棒系统等。

目前临床上对颈椎病的治疗涌现了许多新的理念和技术。微创理念，就是以尽可能小的创伤达到常规手术治疗的效果；导航技术，利用C-臂、MRI或CT作为手段，对螺钉的植入提供精确的引导；以颈椎人工椎间盘置换术重建病变节段的生理功能。

展望明天

迄今为止，对颈椎病的研究已经取得了重大进展，尤其临床治疗学研究，但仍有诸多问题尚待提高研究手段和研究方法、实施针对性研究。如脊髓和神经根机械性压迫或压迫后产生的血供障碍；影像学提示的病变与临床表现的相关性。在外科干预方面：致压物切除与脊髓、神经根功能恢复的相关性；切除椎间盘和椎体间融合对颈椎动态生物力学功能影响；相邻椎间盘载荷重新分布后，附加代偿导致退变对远期疗效关系等。近年研究认为，颈椎周围肌肉组织是维系颈椎骨关节结构稳定和生理功能的动力系统，它的病变或退变对颈椎退行性变和脊髓型颈椎病的发生、发展具有重要意义。对肌肉动力系统的进一步研究很可能改变目前一些传统认识。需要探索的目标只有一个：在严格手术指征的前提下，持续巩固手术疗效。

随着科学和社会的发展，社会模式和人们的生活方式都在改变，颈椎病的临床特点也在发生变化。如颈椎病的发病年龄年轻化。目前临床上可以见到许多主诉头晕、颈部不适、双手发麻，但没有任何阳性体征的中年女性患者，所以必须结合大的社会背景将颈椎病和更年期综合征、抑郁症等相鉴别。

随着科学技术的发展，许多新的仪器设备应用于临床，可以为颈椎病的诊断提供更大方便；更人性化的内固定器械可以更好地提高、巩固手术疗效，最大程度上恢复和保留颈椎的生物力学功能。对待颈椎外科的一些新技术、新理念我们要抱着审慎的态度，更好地预防和治疗颈椎病。